췌장암 및 담낭암/담도암 쉽게 이해하기

: 환자와 가족들을 위한 안내서

췌장암 및 담낭암/담도암 쉽게 이해하기

: 환자와 가족들을 위한 안내서

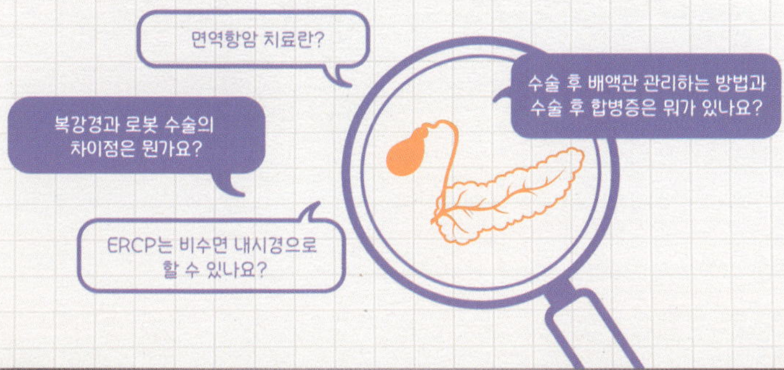

출간 기념사

췌장암과 담도암은 일반 대중에게도 매우 치명적이고 예후가 좋지 않은 암으로 잘 알려져 있으며, 조기 발견이 어려워 많은 환자와 그 가족들에게 큰 고통을 안겨주는 질환입니다. 담도암은 과거부터 한국을 포함한 동아시아 지역에서 많이 발생해 왔고, 췌장암은 주로 서구형 암으로 여겨졌으나 최근 한국에서도 그 발생률이 급격히 증가하고 있으며, 사망률 또한 높아 국가적으로도 주목해야 할 질병이 되었습니다.

특히 예후가 좋지 않은 췌장암은 불과 10~20년 전만 해도 완치율이 5% 이하에 불과했습니다. 그러나 최근 의학 기술의 발전과 더불어 수술, 항암치료, 방사선 요법 등 다양한 치료법의 개선으로 생존율이 점차 증가하고 있습니다. 또한 진단의 정확성 향상과 치료법의 표준화가 이루어지면서, 국내에서도 환자들에게 보다 나은 치료 환경을 제공할 수 있는 기반이 마련되고 있습니다.

이에 2021년에는 췌장외과학회를 비롯하여 내과, 외과, 방사선종양학과 등 여러 관련 학회가 협력하여 의료 종사자들을 위한 '한국 췌장암 치료 가이드라인'을 발간하는 중요한 성과를 이루었습니다. 하지만 이러한 노력에도 불구하고, 환자나 보호자들이 이해하기 쉽게 제공되는 최신 의학 정보 서적은 여전히 부족한 실정입니다. 그로 인해 많은 환자와 가족들이 인터넷을 통해 왜곡된 정보에 의존하는 경우가 많아, 공식적인 기관이나 전문가들에 의해 올바른 최신 정보를 제공할 필요성이 꾸준히 제기되었습니다.

이러한 필요성에 공감한 한국췌장외과학회는 여러 학회 전문가들과 췌장암 및 담도암 환자와 보호자들이 쉽게 이해하고 접근할 수 있는 교육 자료의 발간을 결심하게 되었습니다. 본 책자는 이들 종양의 진단, 치료 과정, 항암 및 방사선 치료, 식이 요법 등 관련 정보를 체계적으로 정리하여 환자와 보호자들이 겪는 궁금증과 현실적인 요구를 반영하였습니다. 또한, 초기 단계부터 환자와 보호자의 의견을 수렴하고, 그들이 쉽게 이해할 수 있는 형태로 서술하는 데 중점을 두었습니다.

이번 책자는 한국췌장외과학회가 환자와 그 가족들의 치료 여정에 조금이나마 보탬이 되기 위해 노력한 결실이며, 국내 췌장암 및 담도암 환자들에게 정확한 최신 의학 정보를 제공함으로써 학회가 본연의 공익적 사명을 다하는 데 중요한 역할을 했다고 생각합니다. 한국췌장외과학회 회장으로서 이러한 뜻깊은 성과를 이뤄내게 되어 매우 자랑스럽게 생각하며, 이 책이 많은 환자와 보호자들에게 실질적인 도움과 위로가 되기를 진심으로 바랍니다.

끝으로, 이번 책자의 원고를 집필해 주신 여러분들과 환자분들께 진심으로 감사드립니다. 또한 책자 발간을 위해 개인적으로 기부해 주신 최성호 교수님께도 깊은 감사를 드립니다. 책의 완성도를 높이기 위해 마지막까지 세심하게 검토해 주신 간행준비위원회의 유영동 교수님과 팀원 교수님들의 헌신과 노고에도 깊은 감사의 말씀을 드립니다.

한국췌장외과학회 회장 **장진영**

추천사

췌장암, 담도암, 그리고 담낭암은 치료가 쉽지 않은 질환으로, 환자와 가족들에게 많은 어려움을 안겨줄 수 있습니다. 이러한 어려움 속에서도 환자와 가족들이 올바른 정보를 바탕으로 치료와 관리에 대해 현명한 결정을 내릴 수 있도록, 대한췌장외과학회가 주관하고 대한종양내과학회가 후원하여 "췌장암 및 담낭암/담도암 쉽게 이해하기" 가이드라인을 발간하게 되어 매우 기쁘게 생각합니다.

이 가이드라인은 질환에 대한 이해를 돕고, 치료와 관리에 필요한 정보를 쉽고 체계적으로 전달하기 위해 만들어졌습니다. 특히 췌장암 및 담도암, 담낭암의 진단과 치료 각 분야에서 활동하는 전문가들이 직접 참여하여, 환자와 가족들이 가장 궁금해하는 내용과 치료 과정에서 반드시 알아야 할 사항들을 중심으로 구성하였습니다. 이를 통해 환자와 가족들이 치료와 회복 과정을 보다 잘 준비할 수 있도록 실질적인 도움을 드리고자 합니다.

대한췌장외과학회와 대한종양내과학회는 환자 중심의 진료와 연구를 통해 암 치료 발전에 꾸준히 노력해 온 두 학회입니다. 이번 가이드라인은 두 학회의 긴밀한 협력을 통해 만들어졌으며, 췌장암, 담도암, 담낭암 환자분들에게 꼭 필요한 도움을 드리고자 하는 진심 어린 노력이 담겨 있습니다.

이 가이드라인이 환자와 가족들에게 든든한 길잡이가 되어, 더 나은 치료와 관리를 이루는 데 기여하기를 진심으로 바랍니다. 아울러, 이 소중한 자료의 발간을 위해 힘써 주신 모든 분들께 깊은 감사를 드리며, 모든 환자와 가족들의 건강과 행복을 진심으로 기원합니다.

대한종양내과학회 이사장
박준오

감사의 글

이 책의 제작을 위해 아낌없는 지원과 소중한 기부를 해주신 삼성창원병원 최성호 교수님께 깊은 감사를 드립니다. 교수님의 헌신과 후원이 없었다면 이 책은 결코 완성될 수 없었을 것입니다. 교수님께서 학문에 대한 깊은 열정과 교육의 중요성에 대한 확고한 믿음을 가지고 계시기에, 이 책이 보다 많은 사람들에게 지식을 전달할 수 있게 되었습니다. 이 자리를 빌려 다시 한번 교수님의 큰 은혜에 진심으로 감사드립니다.

CONTENTS

PART 1

췌장 및 담낭/담도의 구조와 기능

01

췌장의 구조와 기능

전북대학교병원 외과 양재도 교수

'이자'라고도 불리는 췌장을 구성하는 대부분의 조직은 단백질, 지방, 탄수화물을 소화 시키는 소화효소를 생산해서 십이지장으로 분비하는 외분비 기능을 담당하고 있습니다. 췌장을 구성하는 조직 중 나머지 2% 정도는 호르몬을 분비하는 세포들이 모인 세포군, 즉 췌소도(islet)로 구성되어 있으며, 인체의 에너지 대사와 저장을 조절하는 다양한 호르몬을 혈중으로 분비하는 내분비 기능을 담당합니다.

❶ 췌장의 해부

1) 췌장의 위치와 모습

췌장은 위와 소장의 뒤편에 위치하고 J-형태로 비스듬하게 존재하는 후복막 장기입니다(그림 1-1-1).

일반적인 성인의 췌장의 무게는 75~125 g이고, 길이는 10~20 cm 정도로써 12번 흉추부터 1번 요추 사이에 위치하고 있습니다. 한편 췌장은 복강 내 깊숙이 위치하고 후복막에 싸여 있기 때문에 췌장의 병변은 종종 그 발생 위치를 명확히 설명하기 어려울 뿐만 아니라 조기에 진단되는 것 역시 힘이 듭니다.

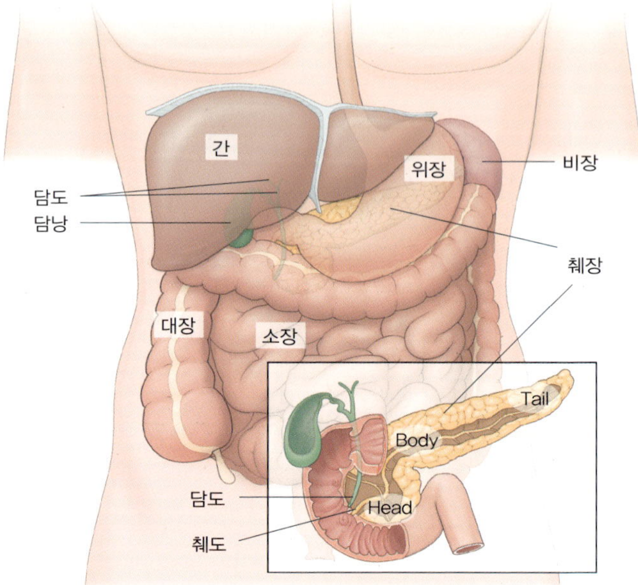

그림 1-1-1. 췌장 주변의 장기와 해부학적 모습

이처럼 췌장의 해부학적 위치 때문에 담도 폐쇄가 없는 췌장암의 경우에는 환자가 상복부의 불편감만 모호하게 느끼도록 만들다가 뒤늦게 진단될 수 있으며, 특별한 전조 증상 없이 갑작스럽게 암으로 진단되기도 하고, 후복막에 있는 위치적 특성 때문에 등에서 느껴지는 통증을 유발하기도 합니다.

2) 췌장의 구분

일반적으로 췌장 내 병변의 위치는 네 구역(두부, 경부, 체부와 미부)으로 나뉩니다(그림 1-1-2). 췌장의 두부(head)는 십이지장과 가까이 놓여 있습니다. 체부(Body)와 미부(Tail)는 비장 동맥과 정맥 바로 앞에 놓여 있습니다.

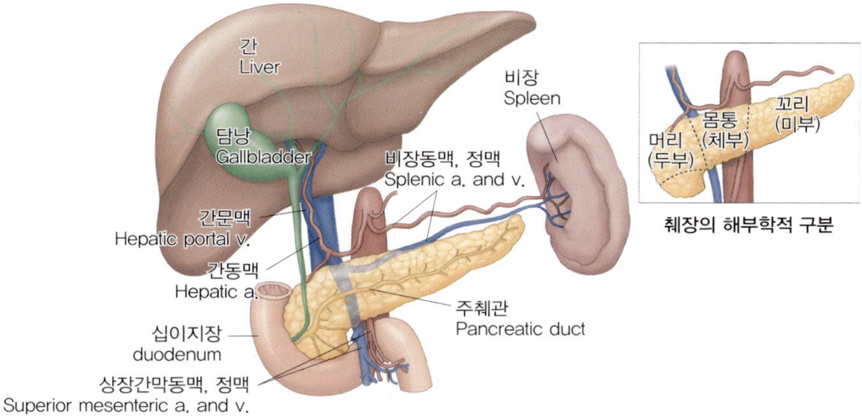

그림 1-1-2. 췌장의 구분

3) 췌장관과 혈관 공급

주췌장관은 췌장의 머리 부분에서 담관과 만나 공통관을 이루며, 십이지장 제2구역 ('ㄷ'자 모양에서 'ㅣ' 부분)로 들어갑니다(그림 1-1-3). 췌장으로 혈액을 공급하는 것은 위십이지장동맥과 상장간막동맥, 비장동맥으로부터 분지하는 동맥들을 통해서 이루어집니다.

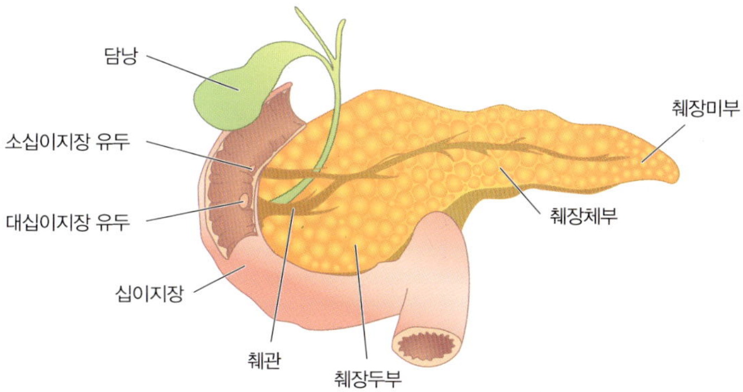

그림 1-1-3. 췌장관의 구조와 주행

❷ 췌장의 기능

췌장은 외분비와 내분비 기능을 담당하는 장기입니다. 외분비 기능은 췌장 효소를 장 안으로 분비함으로써 발생하는 소화 기능을 의미하고, 내분비 기능은 췌소도에서 여러가지 호르몬을 분비함으로써 발생하는 호르몬 분비 기능을 의미합니다.

췌장은 췌액을 하루에 500~2,000 mL 정도 분비하며, 선방(acinus)과 췌장 소관이 외분비 췌장의 가장 작으면서 기본적인 기능적 단위를 구성합니다. 이때 선방을 수성하는 선방세포는 소화효소의 합성과 저장 및 분비의 기능을 담당하며, 세 가지 소화 효소들인 아밀라제(탄수화물 소화효소)와 프로타제(단백질 소화효소), 리파제(지방 소화효소)를 분비합니다.(그림 1-1-4)

또한 췌장은 신체의 항상성을 유지하는 데 중요한 역할을 담당하는 다양한 호르몬들을 분비하는데, 정상적인 성인의 췌장 속에는 혈당을 조절해 주는 인슐린을 분비하는 베타세포가 있습니다. 인슐린은 포도당을 세포 내

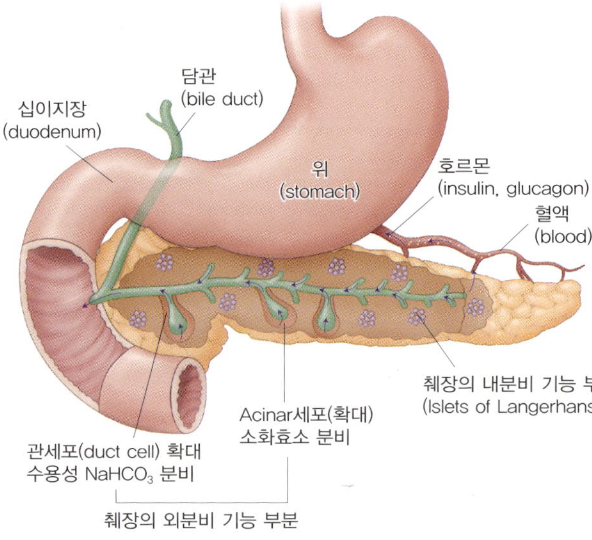

그림 1-1-4. 췌장의 외분비 및 내분비 기능

로 이동하는 것을 촉진함으로써 혈당을 낮추며, 글리코겐의 분해와 지방산의 분해, 그리고 케톤의 생성을 억제하는 동시에 단백질의 생성을 촉진합니다. 그 외 호르몬들은 다양한 세포로부터 분비됩니다(표 1-1-1).

일반적으로 정상적인 췌장의 20~30%만 있어도 기능 부전을 예방할 수 있지만, 췌장을 절제해야 하는 환자들 중의 상당수는 이미 췌장의 기능이 정상적이지 않기 때문에 수술을 통해 췌장을 조금만 절제하더라도 내분비와 외분비 기능의 부전을 초래할 가능성이 있습니다.

표 1-1-1. 췌소도 분비 호르몬

분비세포	호르몬	전체 섬세포에 대한 비율	호르몬의 기능
알파 세포	글루카곤(glucagon)	15~20%	간에 저장된 당원(글리코겐)을 포도당으로 분해함으로써 피에 들어있는 탄수화물의 양을 증가시킨다.
베타 세포	인슐린(insulin)	65~80%	피 속의 탄수화물을 당원으로 전환하여 간, 근육 등에 저장하고, 탄수화물을 에너지원으로 이용하게 한다.
델타 세포	소마토스태틴(somatostatin)	3~10%	신경전달, 세포성장 등에 관여하는 다른 호르몬의 분비를 조절한다.
PP 세포	이자 폴리펩티드(pancreatic polypeptide)	3~5%	이자에서 분비되는 다른 호르몬의 분비를 조절한다.
엡실론 세포	그렐린(ghrelin)	1% 이하	위와 뇌하수체 등에서도 분비되며 배고픔을 느끼는 역할을 한다.

02

담낭 및 담도의 구조와 기능

고려대학교 구로병원 외과 최새별 교수

❶ 담낭/담도의 해부

담도계는 간내 담관과 간외 담도(담관) 그리고 담낭으로 구성되어 있으며, 간 세포에서 생성된 담즙이 배출되는 주요 통로에 해당합니다. 담즙은 간세포에서 생산된 후 간내 담관으로 분비되며, 그후 다시 간외 담관으로 분비된 다음 담낭을 거쳐 십이지장으로 분비됩니다. 주머니 모양으로 생긴 담낭은 담즙의 저장고 역할을 하며, 담낭관을 통해 총담관과 연결되어 있습니다. 이러한 담낭의 크기와 모양은 사람에 따라 매우 다양하며 저부, 체부와 경부로 나뉩니다. 총담관은 십이지장벽 안에서 주췌관(Main pancreatic duct)과 연결되어 공통관(Common channel)을 형성하는데, 공통관의 내부는 호리병 모양처럼 약간의 확장을 보이기 때문에 파터씨 팽대부(ampulla of Vater)라고 부릅니다(그림 1-2-1).

❷ 담즙의 구성과 기능

간에서 만들어지고 분비되는 담즙은 1) 장관에서 지방의 소화와 흡수를 돕고, 2) 혈액으로부터 빌리루빈과 콜레스테롤, 약물 및 유기산 등의 폐기물을 배설하는 일에 중요한 역할을 담당합니다. 간에서 하루에 생산하는 담즙량은 약 600 mL(0.5~1 L)이며, 대략적인 담즙의 구성은 수분

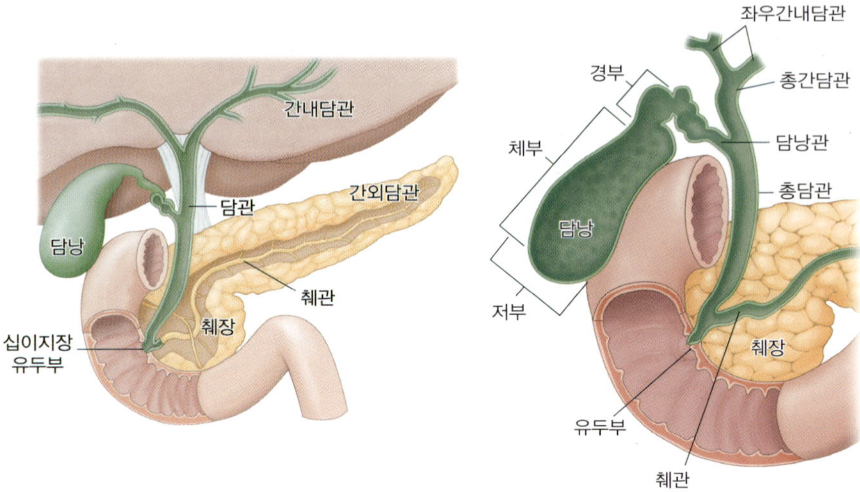

그림 1-2-1. 담낭 및 담관의 해부

이 80% 정도를 차지하고, 수분 이외의 성분으로는 담즙산(67%), 인지질(22%), 콜레스테롤(4~5%)과 단백질(4.5%) 및 빌리루빈(0.3~0.5%) 등이 있습니다(그림 1-2-2).

담즙의 주성분인 담즙산은 간세포 내에서 일어나는 콜레스테롤 대사의 최종 산물로 만들어지며, 다음과 같은 역할을 담당합니다. 1) 간내 담즙 흐름에 대한 주요한 생리적 원동력을 제공하며, 담즙의 주요 성분인 인지

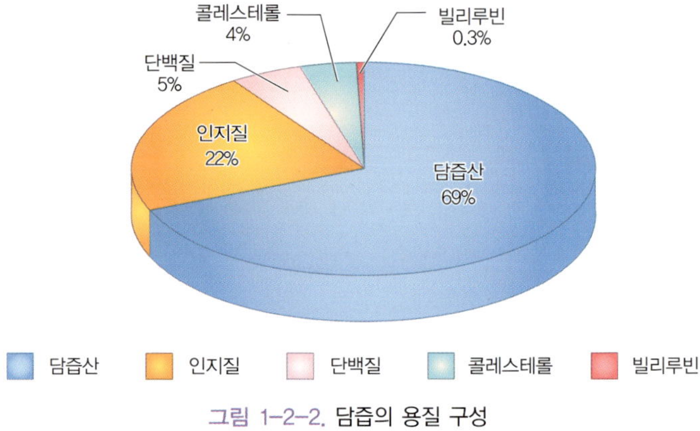

그림 1-2-2. 담즙의 용질 구성

질과 콜레스테롤의 분비를 조절합니다. 2)콜레스테롤이나 지용성 비타민의 장 흡수에 필수적인 역할을 하며, 섭취된 지방의 소화에도 중요한 역할을 담당합니다. 3) 담즙산은 칼슘과 결합하여 신결석의 형성을 막는 역할을 합니다.

담즙 내의 빌리루빈은 담즙 색소의 중요한 구성 성분이며, 노화된 적혈구가 파괴되면서 유리되는 헴(Heme)의 주요 대사물이기도 합니다. 빌리루빈은 다시 간접 빌리루빈(비포합형 빌리루빈)과 직접 빌리루빈(포합형 빌리루빈)으로 나뉘는데, 비포합형 빌리루빈이 혈류를 따라 간으로 운반되며 간 세포 내로 들어가서 포합형 빌리루빈이 된 후 담관으로 분비됩니다. 그리고 이 둘을 합한 것을 바로 총 빌리루빈(Total bilirubin)이라고 하는데, 주로 황갈색을 띠며, 대변의 색상이 황갈색을 띄는 이유는 바로 이 빌리루빈 색상의 영향을 받았기 때문입니다. 지금 문장으로 바꿔도 됩니다.

한편 황달은 담즙색소(빌리루빈)가 배출되지 않아서 혈액 속에 기준치 이상의 담즙 색소가 쌓이게 되면 나타나는 증상이며, 황달에 관해서는 뒷부분에서 다시 설명하도록 하겠습니다.

담관으로 분비된 담즙은 담관을 따라 담낭 및 십이지장으로 이동합니다. 담낭의 생리적 기능은 둘로 나뉘는데, 첫째로 담즙의 농축에 관여하며, 둘째로 식사 후 필요한 시기에 담즙을 십이지장으로 분비하는 역할을 담당합니다. 담낭에서 수분이 흡수되어 농축된 것이 바로 담즙이며, 담낭에 농축되어 저장되어 있던 담즙은 담낭의 수축과 십이지장 유두부의 오디 괄약근이 이완되면서 십이지장으로 배출됩니다. 그렇게 십이지장으로 분비된 담즙은 장 내에서 지방질의 소장 내 흡수를 돕게 되며, 이후 회장 말단부에서 흡수되어 다시 간으로 이동합니다. 이때 소장 말단부에서 담즙산의 90~95%가 다시 흡수되어 문맥을 통해 간으로 회수되는 것을 장간순환이라고 부르며, 흡수되지 않은 담즙산은 대변으로 배설됩니다. 이러한 방식으로 순환되는 담즙산의 총량은 약 2~4 g에 달하며 그와 같은 전체량이 하루에 9~10회 순환됩니다. 따라서 지속적인 장간순환을 유지하기 위해서 간세포는 담즙산을 문맥혈장으로부터 추출하고, 담즙을 사용해서 계속 이동 및 분비해야 합니다.

장간순환의 생리적 의미는 담즙산염을 회수해서 다시 이용함으로써 제한된 양으로 효과적인 소화를 할 수 있도록 한다는 것입니다. 담즙의 형태를 띄고 장관 내로 나온 포합형 빌리루빈은 장점막으로 흡수될 수 없으며, 대변으로 나가거나 장내 세균에 의해 산화될 경우 우로빌리노겐(urobilinoghen)으로 변합니다. 이때 우로빌리노겐의 약 80~90%는 우로빌린의 형태로써 분변으로 배설되며, 나머지 10~20%는 장관에서 다시 흡수됩니다.

❸ 고빌리루빈혈증 및 황달

간, 담낭, 담도(담관)에 문제가 생기면 고빌리루빈 혈증이 나타나며, 혈액 속에 빌리루빈이라는 담즙 색소의 농도가 증가한 상태를 고빌리루빈혈증이라고 부릅니다. 또한 빌리루빈이 증가해서 여러 조직에 침착되어 피부나 점막이 노랗게 보이는 증상을 황달이라고 합니다. 고빌리루빈혈증의 발생 원인은 매우 다양하며, 그 원인에 따라서 예후나 치료가 달라질 수 있습니다. 따라서 어떤 원인 때문에 고빌리루빈혈증이 발생했는지를 확인하고 그에 적합한 진단 및 치료를 받아야 하는데, 그 발생 원인은 고빌리루빈 혈증을 보이는 패턴에 따라서 감별할 수 있습니다.

비포합형 고빌리루빈혈증이 발생하는 원인은 크게 세 가지로 나누어 볼 수 있습니다.

1) 빌리루빈의 과생성: 몸 안의 적혈구가 많이 파괴되는 용혈성 질환에서 빌리루빈이 많이 생성되는 경우
2) 빌리루빈이 간세포 내로 들어가는 과정에서 장애가 발생한 경우(비포합형 빌리루빈이 대사되려면 간세포 내에서 포합 과정을 거쳐야 하는

데, 간세포 내로 빌리루빈이 들어가는 과정에 문제가 발생한 경우); 약물을 섭취하였거나 오랫동안 식사를 하지 않고 금식한 경우에 빌리루빈이 간세포로 들어가는 과정에서 장애가 발생

3) 간 기능이 좋지 않아 간 내에서 빌리루빈 포합 과정에 문제가 발생한 경우: 간염이나 간경변증이 있는 경우, 신생아의 간처럼 간 기능이 미숙한 경우, 또는 선천적으로 빌리루빈 포합 과정에 장애가 있는 경우(Gilbert 증후군, Crigler-Najjar 증후군)에 발생

포합형 고빌리루빈혈증의 경우에는 다음과 같은 원인들에 의해 발생합니다.

1) 간 자체에서 빌리루빈의 배설 과정에 문제가 있는 경우: 선천적인 경우로는 두빈-존슨(Dubin-Johnson) 증후군, 로터(Rotor) 증후군, 양성 재발성 간 내 담즙 정체, 진행성 가족성 간 내 담즙 정체 등이 있으며, 후천적인 경우로는 간세포 질환이나 약물 또는 알코올에 의한 간 질환, 수술 후 합병증 발생 등으로 간에서 이루어지는 담즙 배설에 장애가 발생한 경우가 있음.
2) 간 밖으로 배출은 되었으나 담즙이 흘러가는 길(담도, 담관)이 막혀 빌리루빈이 배설되지 못하는 경우: 간세포에서 빌리루빈이 담도로 배설되었지만 담도가 돌(담석, 담관석)이나 악성 종양(담관암, 췌장암 등)으로 막혀 담즙의 흐름에 장애를 겪어서 발생하는 경우

총 빌리루빈의 정상 수치는 0.1~1.2 mg/dL이며 직접 빌리루빈의 정상 수치는 0~0.4 mg/dL입니다. 각각의 정상 수치에서 가벼운 정도의 증가는 임상적으로 문제가 없다고 판단하지만, 증가된 수치가 2.0 mg/dL 이상이면 황달이 나타날 수 있으므로, 빌리루빈 수치 증가의 원인을 감별하기 위해 적절한 병원 진료를 받아야 합니다.

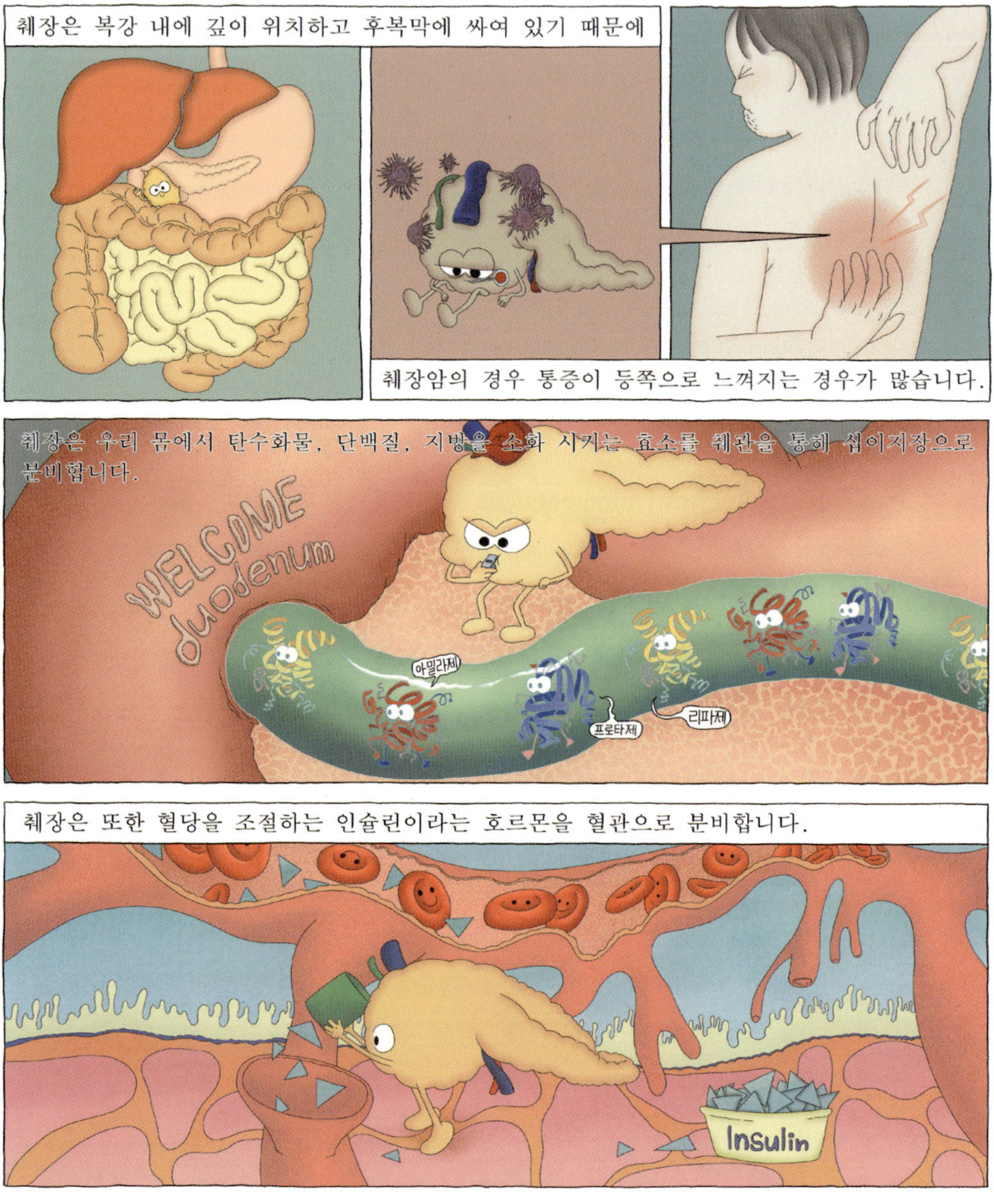
췌장은 복강 내에 깊이 위치하고 후복막에 싸여 있기 때문에
췌장암의 경우 통증이 등쪽으로 느껴지는 경우가 많습니다.
췌장은 우리 몸에서 탄수화물, 단백질, 지방을 소화 시키는 효소를 췌관을 통해 십이지장으로 분비합니다.
WELCOME duodenum
아밀라제
프로타제
리파제
췌장은 또한 혈당을 조절하는 인슐린이라는 호르몬을 혈관으로 분비합니다.
Insulin

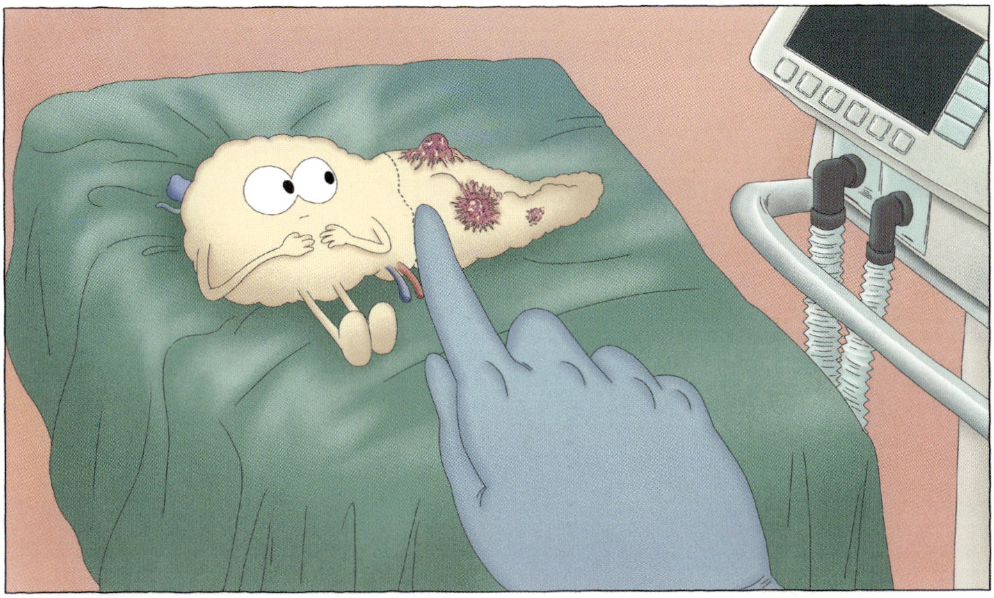

췌장을 많이 절제하는 경우 이러한 소화 기능과 호르몬 분비에 장애가 올 수 있습니다.

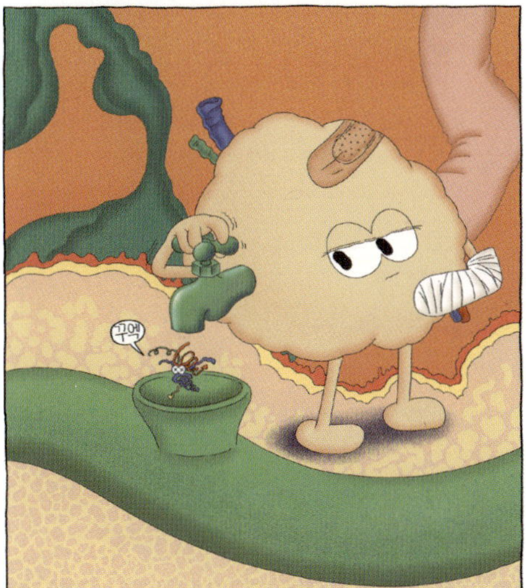

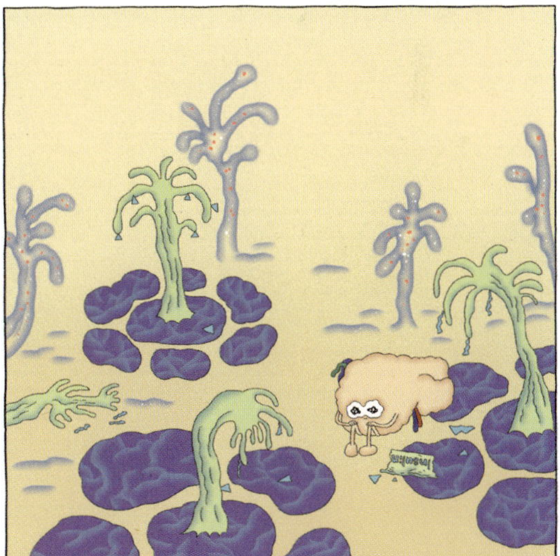

담즙은 간에서 만들어지고 지방을 소화 및 흡수를 돕고 담관을 통해 췌장효소처럼 십이지장으로 분비됩니다.

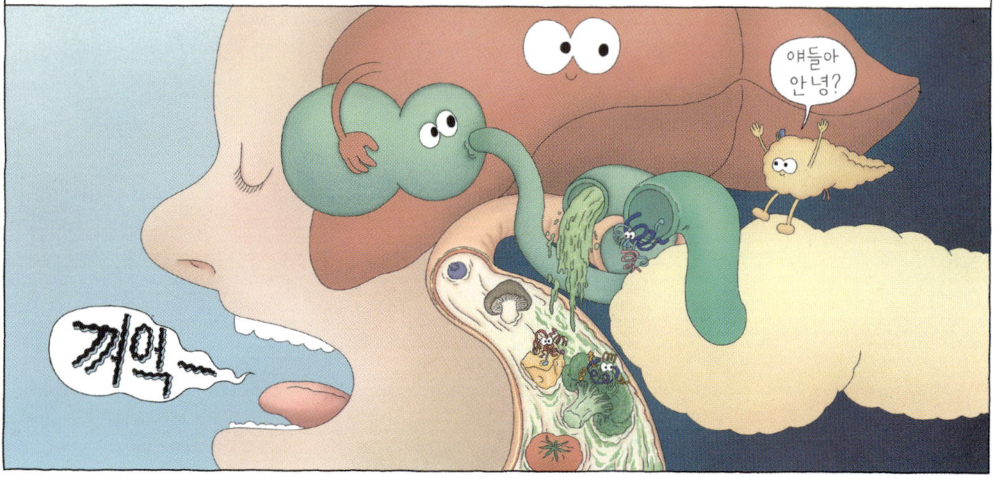

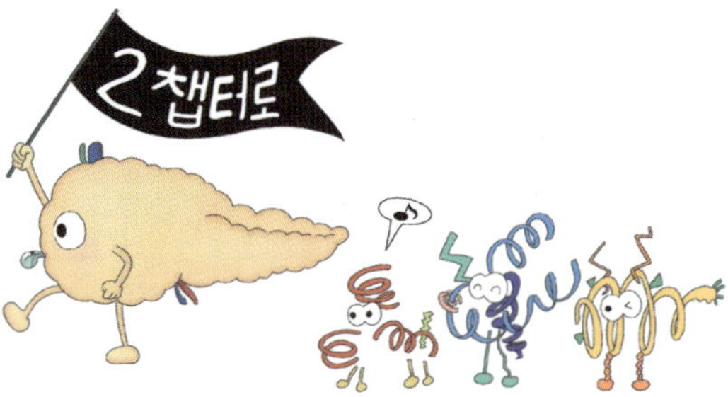

PART 2

췌장암 및 담낭암/담도암의 특징 및 예후

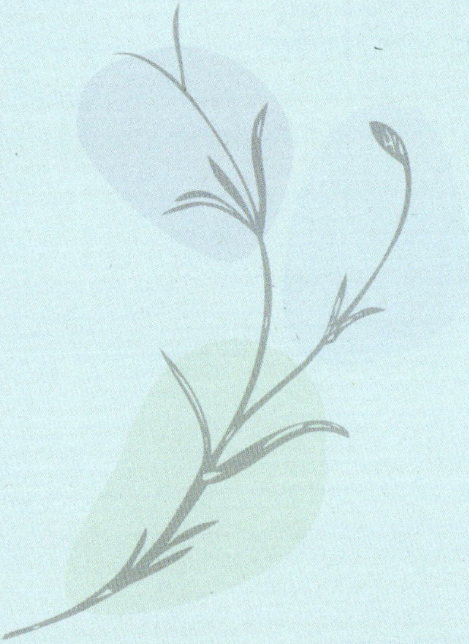

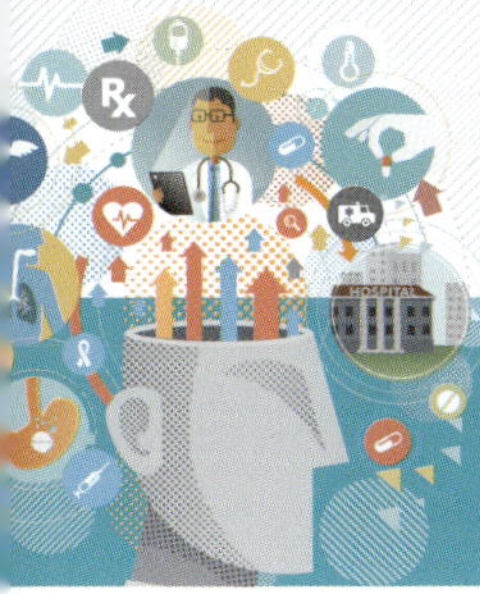

01 췌장암의 특징 및 예후

국립암센터 외과 한성식 교수

❶ 췌장암이란 무엇인가?

췌장암은 췌장에서 발생한 악성 종양을 말하는데, 췌장암의 90% 이상은 췌관의 샘세포에서 암이 생긴 췌관선암이며, 그 외의 췌장암으로는 신경내분비종양, 선방세포암, 림프종, 전이암 등의 다양한 종류가 있습니다. 그러나 췌장에 혹(종괴)이 있다고 해서 모두 암인 것은 아닙니다. 실제로 췌장에 생기는 혹의 종류로는 흔히 물혹이라고 부르는 낭성종양(낭종)이 가장 흔하며, 그 밖에도 장액성과 점액성 낭성종양, 췌관 내 유두상 점액종양, 고형 가(假)유두상 종양, 림프 상피성 낭종 및 낭종성 기형종 같은 간엽성 종양 등이 있습니다. 또한 대부분의 낭성종양은 양성 질환이지만 악성인 경우도 있고, 처음에 양성이었던 종양이 악성으로 변하기도 합니다.

❷ 췌장암은 우리나라에서 얼마나 발생하는가?

2023년에 발표된 중앙암등록본부 자료에 따르면, 2021년 우리나라에서는 277,523명의 암 환자가 발생했으며, 그중 췌장암 환자는 8,872명으로 전체 암 발생자 중 8위를 차지했습니다. 이는 우리나라 전체 암 발생자의 3.2%를 차지하며, 소화기계 암 중에서 대장암, 위암, 간암에 이어 네번째로 높은 발생률에 해당하는 수치입니다.

한편 연령 증가에 따라 암 발생률 역시 높아지므로, 고령화 사회가 될수록 암 환자 수는 자연스럽게 증가할 수밖에 없습니다. 그러나 지금과 10~20년 전의 고령 인구 비율이 다르기 때문에 현재와 과거의 암 발생률을 단순하게 환자의 숫자로 비교할 수는 없습니다. 따라서 암 발생률의 장기적 변화는 연령별 인구를 일정하게 맞춘 연령표준화발생률을 이용하여 파악하는 형태로 이루어집니다. 인구 10만 명당 췌장암의 연령표준화발생률은 1999년 5.7명에서 2021년 16.7명으로 증가하는 추세인데, 이는 위암, 대장암, 간암, 자궁경부암의 발생률이 최근 10여 년간 감소 추세를 보이는 것과는 대조적입니다.

또한 췌장암은 여성보다 남성에게서 더 많이 발생하는 것으로 알려져 있습니다. 그러나 최근 우리나라에서는 상대적으로 여자 환자의 비율이 점차 증가해서 췌장암의 남녀 비율이 1999~2005년의 1.8:1에서 2012~2017년에는 1.5:1로 감소하고 있습니다.

연간 평균 연령표준화발생률 증가폭은 남자 0.6%, 여자 2.3%로 여성들의 췌장암 발생률이 빠르게 증가하고 있으며, 2018년에는 췌장암이 자궁경부암을 제치고 여성에게서 7번째로 많이 생기는 암이 되기도 했습니다(출처: 중앙암등록본부, 2018년 국가암등록통계). 이에 대해 여성의 사회 활동 증가로 인해 환경 위험 요소나 스트레스, 흡연 등에 노출되는 빈도가 잦아

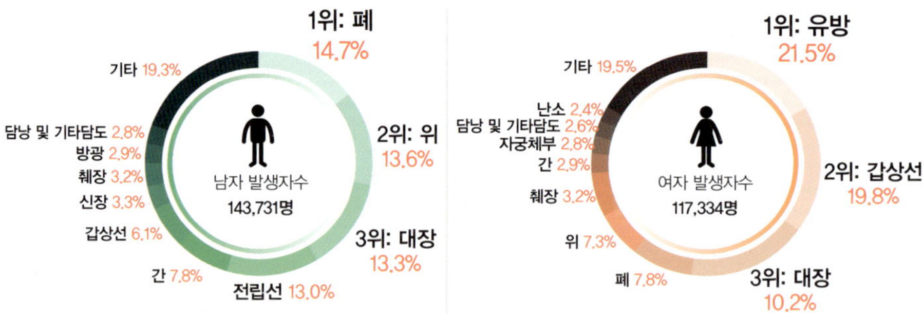

그림 2-1-1. 성별 암 발생순위(2021)

졌기 때문일 것이라는 추측이 있었지만, 그 정확한 이유에 대해서는 아직 밝혀진 바가 없습니다.

❸ 췌장암의 예후는 어떤가?

우리나라에서 췌장암은 폐암, 간암, 대장암, 위암에 이은 암 사망 원인 5위에 해당하며, 2022년에는 인구 10만 명당 14.3명이 췌장암으로 사망한 것으로 나타났습니다(출처: 통계청, 2022년 사망원인통계). 우리나라 전체 암환자의 5년 상대 생존율이 70% 이상인 반면 전체 췌장암 환자의 5년 생존율은 15% 내외입니다. 그러나 지난 20여 년 이상 제자리 걸음이라고 알려져 있던 췌장암의 생존율은 최근 들어 점점 증가 추세를 보이고 있으며, 2023년에 발표된 중앙암등록본부 자료에 따르면, 2017~2021년 췌장암의 5년 상대 생존율은 15.9%였습니다. 특히 암이 췌장에 국한된 경우,

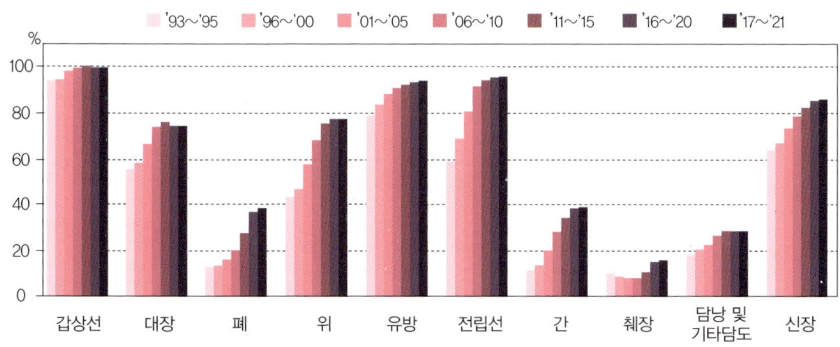

	갑상선	대장	폐	위	유방	전립선	간	췌장	담낭 및 기타담도	신장
'93~'95	94.5	56.2	12.5	43.9	79.2	59.1	11.8	10.6	18.7	64.2
'96~'00	95.0	58.9	13.7	47.3	83.7	69.4	14.1	8.7	20.7	67.0
'01~'05	98.4	66.9	16.6	58.0	88.7	81.0	20.6	8.4	23.1	73.7
'06~'10	100.0	73.9	20.3	68.4	91.2	92.0	28.3	8.6	26.9	78.6
'11~'15	100.2	76.1	27.6	75.9	92.8	94.2	34.5	11.0	28.8	82.6
'16~'20	100.0	74.3	37.2	77.9	93.8	95.6	38.8	15.1	28.7	85.7
'17~'21	100.1	74.3	38.5	77.9	93.8	96.0	39.3	15.9	28.9	86.4
증감*	5.6	18.1	26.0	34.0	14.6	36.9	27.5	5.3	10.2	22.2

*증감: '93~'95년 대비 '17~'21 암발생자의 생존율 차이

그림 2-1-2. 주요 암 5년 생존율 추이(남녀 전체)

생존율의 향상이 두드러져 100명 중 40명 이상이 5년 이상 생존한 것으로 나타났습니다(출처: 중앙암등록본부, 2023년 국가암등록통계). 또한 재발 없는 완치 기준을 수술 후 5년으로 봤을 때 췌장암은 기대만큼 많지는 않더라도 완치되는 사례들을 보인 바 있습니다.

이렇게 췌장암의 생존율이 높아진 이유는 항암제와 방사선 치료가 발전하면서 수술을 받을 수 있는 환자가 늘어났기 때문인 것으로 추정되고 있으며, 췌장암을 진단받은 후 적극적으로 치료를 받는 환자 수가 많아졌기 때문일 것으로 보고 있습니다.

현재까지 췌장암의 완치를 위한 치료는 수술적 절제가 유일한 것으로 여겨지지만, 췌장암 진단 후 수술을 받을 수 있는 환자는 전체 췌장암 진단 환자의 약 20% 내외입니다. 따라서 완치율을 높이기 위해서는 수술이 가능하도록 췌장암을 조기에 발견하는 것이 중요합니다. 또한 최근에는 진행된 암에서도 선행보조 항암 요법 또는 선행보조 동시항암화학 방사선 요법을 통해 수술이 가능한 단계까지 호전되는 경우가 증가하고 있습니다. 췌장암 진단 후 암 치료를 받지 않는 경우, 수술이나 항암제/방사선 치료를 받은 환자에 비해 생존율이 현저히 낮기 때문에 췌장암 판정을 받더라도 포기하지 않고 적극적으로 치료를 받는 것이 중요합니다.

4 췌장암 발생의 위험 인자는 무엇인가?

췌장암의 발생 원인은 정확히 밝혀진 바 없지만 90%가 넘는 췌장암 환자에게서 K-ras라는 유전자 이상이 관찰되어 이것이 췌장암 발생과 관계가 있는 것으로 보고 있습니다. 췌장암을 발생하게 만드는 알려진 위험 인자로는 담배, 비만, 당뇨, 만성췌장염 등의 교정이 가능한 위험 인자와 성별, 인종, 가족성 췌장암, 유전성 암증후군 등 교정이 불가능한 요인들이 거론됩니다. 또한 육류, 포화지방 등의 식이와 과도한 음주 역시 췌장암 발생과 관계가 있다는 보고도 있었으나 그 위험성의 정도는 확실하지 않습니다. 아울러 과일, 채소, 식이섬유소, 비타민 C 등이 췌장암 예방에 효과가 있다는 보고 역시 명확히 입증된 바는 없습니다.

한편 인슐린 비의존성 당뇨(제2형 당뇨)가 있는 경우, 췌장암 발생 위험성은 1.8배로 높아집니다. 우리나라 췌장암 환자의 당뇨 유병률은 28~30%로 일반인(7~9%)의 3배 이상입니다(유병률이란 어떤 시점에 일정한 지역 혹은 집단의 인구 중 특정 질환의 환자가 차지하는 비율을 의미).

당뇨가 췌장암의 원인이 될 수도 있지만 반대로 췌장암과 관계가 있는 2차적 내분비 기능 장애가 당뇨를 일으키는 것으로 보기도 합니다. 이처럼 당뇨가 췌장암의 원인이 된다는 견해를 뒷받침하는 근거로써 5년 이상 당뇨를 앓고 있는 환자들의 췌장암 발생률이 증가한다는 연구 보고가 있었습니다. 반면 췌장암으로 인해 당뇨가 생긴다는 견해의 근거는 췌장암을 진단받기 2년 전 즈음에 당뇨가 흔히 발생하고, 그런 환자가 수술을 통해 암을 제거하게 되면 3개월 이내에 당뇨가 호전되기도 한다는 점입니다. 따라서 당뇨를 장기간 앓고 있는 사람이 뚜렷한 원인 없이 당뇨가 조절되지 않거나 가족력 없이 갑자기 당뇨 진단을 받았다면 췌장암 검사를 받을 것을 권장합니다. 특히 50대 이후 갑자기 당뇨가 생기면 검사를 통해 췌장을 잘 살펴보는 것이 좋습니다.

담배는 췌장암의 발생과 관계가 깊은 발암물질입니다. 흡연을 할 경우에는 췌장암의 상대 위험도가 2~5배로 증가하기 때문입니다. 다른 장기에 흡연과 관련된 악성 종양(두경부암, 폐암, 방광암 등)이 생겼을 경우에 췌장암의 발생 역시 증가한다는 보고도 있습니다. 췌장암의 3분의 1가량이 흡연으로 인한 것이며 흡연자는 비흡연자에 비해 췌장암 발생 위험도가 1.7배 높다고 알려져 있기도 합니다.

과거에는 과음이 췌장암의 발생 위험성을 높인다는 주장도 있었으나 많은 음주자가 흡연을 즐긴다는 점을 고려하면 술보다는 흡연의 영향이 큰 것으로 볼 수 있습니다. 최근에는 음주와 췌장암 발생 사이에 유의미한 관계가 없다는 보고가 많으며, 이러한 상관관계는 인종, 성별, 술의 종류나 음주량, 술을 마신 기간에 따라서 다릅니다. 그러나 술을 많이 마시는 것이 만성췌장염의 주요 원인이고, 만성췌장염은 췌장암의 위험 요소가 되기 때문에 췌장암 발생과 간접적으로는 관계가 있습니다.

비만의 경우, 췌장암 발생 위험성이 증가한다고 보고되었으나 연구 결과들이 일치하지 않아서 단정하기는 어렵습니다. 최근 들어 식이 또는 식이 습관이 췌장암 발생에 영향을 미친다는 연구 결과가 많이 나오고 있습니다. 여러 역학 연구에서 육류나 지방, 탄수화물의 과도한 섭취, 과다한 열량과 높은 체질량 지수(body mass index, BMI)가 췌장암의 발생 위험성을 높이는 반면 신선한 과일과 채소류, 비타민 등은 췌장암의 발생 위험성을 낮추는 경향이 있다고 보고하고 있는데, 연구 결과들이 일치하지 않아서 확언하기는 어렵습니다.

만성 췌장염은 정상적이던 췌장 세포들이 염증을 앓는 가운데 섬유 조직으로 변해가면서 췌장 전체가 매우 딱딱해져 기능을 잃게 되는 병으로써 처음부터 만성형으로 발병하기도 하고 반복적인 급성 염증이 만성으로 이어지기도 합니다. 서양의 경우, 10만 명당 5~10명의 빈도로 발생하며, 일본은 더 높은 빈도를 보이는데, 이러한 만성 췌장염의 가장 중요한 원인은 음주입니다. 또한 만성 췌장염이 있으면 췌장암의 위험이 증가하므로 이것을 췌장암의 원인 질환으로 봅니다. 경우에 따라서는 만성 췌장염과 췌장암을 구별하기가 매우 어려울 때도 있는데, 췌장암은 치명적인 병이므로 이에 대해 철저한 감별 진단이 필요합니다. 그리고 매우 드물기는 하지만 유전성 췌장염이 췌장암으로 발전할 가능성이 높다는 점도 주의해야 합니다.

❺ 췌장암의 예방 수칙은 무엇인가?

아직까지 확립된 췌장암의 예방 수칙은 없으며, 일상생활에서 위험 요인들을 피하는 것이 췌장암 예방에 중요합니다.

담배는 췌장암의 주요 위험 인자 중 하나로 한 연구에 따르면 흡연을 중단하고 2년 뒤 췌장암의 위험도가 48%까지 감소하였으며, 20년 이상 중단한 경우에는 비흡연자와 비슷한 수준으로 위험도가 떨어진 것으로 확인되었습니다. 따라서 췌장암을 예방하기 위해서는 담배를 피우던 사람은 흡연을 완전히 중단해야 하며, 담배를 안 피우는 사람의 경우에는 흡연을 시작해서는 안 되고 간접흡연 역시 피해야 합니다.

건강한 식습관을 유지하는 것 역시 중요합니다. 육류 위주의 고지방이나 고칼로리 식습관은 피해야 하며, 다양한 과일과 채소나 통곡물 위주로 식사하는 것이 췌장암의 위험 인자인 과체중과 비만을 예방하고 적정 체중 유지에 도움이 됩니다. 한편 일부 항산화제, 비타민의 췌장암 예방 효과에 관한 연구가 진행되었지만, 그 효과에 대해서는 주목할 만한 결과가 나타나지는 않은 상황입니다.

마지막으로 당뇨를 오랫동안 앓아 왔거나 만성 췌장염이 있는 경우라면 꾸준히 치료를 받고 정기적인 진료를 받을 것을 추천드립니다.

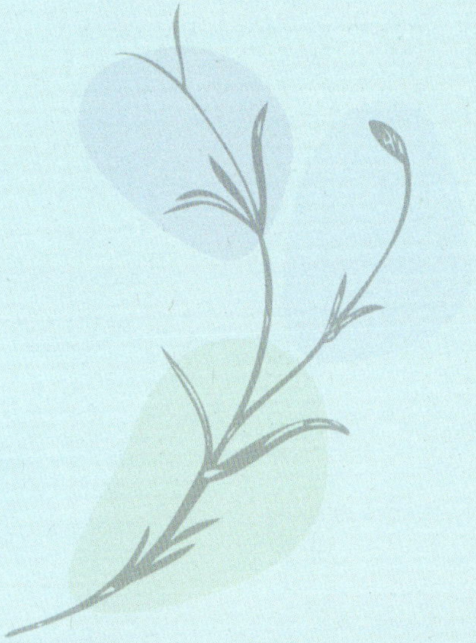

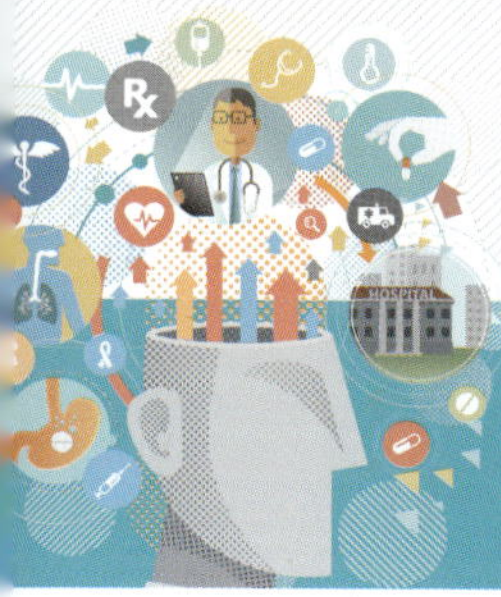

02 담낭암 및 담도암의 특징 및 예후

서울대학교병원 외과 권우일 교수

❶ 담낭암 및 담도암의 분류

담도계는 간에서 생성된 담즙을 장으로 이동시키는 배관 체계입니다. 오른쪽 간과 왼쪽 간 내에 각각 우간내담관과 좌간내담관이 있으며, 이 두 담관이 간 바깥이 시작되는 간문부에서 합류해서 총간관이 됩니다. 총간관과 담낭으로부터 연결되는 담낭관이 합류하면 이곳부터 총담관이 되며 십이지장까지 연결됩니다. 또한 담관은 담즙이 흐르는 길이며, 담낭은 담즙을 저장시켜 놓는 주머니에 해당합니다.

담낭암은 담즙을 저장하는 담낭에 발생하는 암을 총칭하지만, 담도암 또는 담관암은 발생 부위에 따라서 명칭과 위험 인자, 병기 분류 체계 및 치료 방법이 다릅니다. 담관암은 크게 간내담관에 발생하는 간내담관암과 간문부의 합류부 및 총간관에 발생하는 간문부담관암 그리고 총담관에 발생하는 원위부담관암으로 나뉩니다(그림 2-2-1).

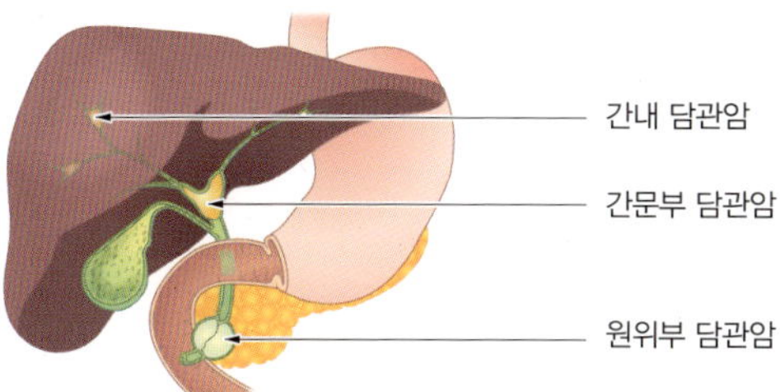

그림 2-2-1. 담도(관)암의 위치에 따른 분류

❷ 담낭암 및 담도암의 역학

담낭암과 담도암은 세계적으로는 드문 암종에 속합니다. 그러나 우리나라는 담낭암과 담도암이 자주 발생하는 지역으로 세계의 다른 지역에 비해 담낭암과 담도암 발생율이 더 높습니다.

2023년에 발표된 중앙암등록본부 자료에 따르면, 2021년 국내에서 발생한 담낭암과 담도암 환자는 7,617명이며, 이는 전체 암 발생자의 2.7%로 전체 암종 중 9위에 해당하고, 소화기계 암 중에서는 5위에 해당합니다. 성별로 살펴보면 남자 암 발생자 전체 중 10위, 소화기계 암 중에서는 5위이며, 여자 암 발생자 전체 중 9위, 소화기계 암 중에서는 5위를 차지합니다. 두 성별 간 비교로 볼 때에는 7,617명의 환자 중 남자가 53.6%로 조금 더 많았습니다. 췌장암과 마찬가지로 담낭암과 담도암 역시 인구 10만 명당 연령표준화발생률이 1999년 6.5명으로 7위에서 2010년에는 10.4명, 2021년에는 14.8명으로 꾸준한 증가 추세에 있으며 이는 남성에게서 더욱 두드러지게 나타납니다. 또한 국립암센터의 연구에 따르면, 담낭암과 담도암 발생률은 지난 20여 년만큼의 급격한 증가는 없겠지만 향후 20년 동안 꾸준히 증가할 것으로 예측하고 있습니다.(출처: Park et al. J Korean Med Sci. 2022)

❸ 담낭암 및 담도암의 증상

담낭암과 담도암은 조기에는 뚜렷한 증상이 없으며, 비특이적이지만 설명되지 않는 체중 감소가 있는 경우가 있을 수 있습니다. 또한 암이 진행됨에 따라서 담낭염이나 담도염이 발생할 수 있으며, 종양에 의해 담도 폐색이 발생하는 경우에는 황달이 나타날 수 있습니다.

❹ 담낭암 및 담도암의 예후

담낭암과 담도암 환자의 예후는 상대적으로 좋지 않은 편입니다. 가장 최근의 통계에 따르면, 전체 암 환자의 5년 생존율은 70%를 넘지만 담낭암과 담도암 환자의 5년 생존율은 28.9%에 그치고 있어서 10대 암종 중 췌장암에 이어 두 번째로 불량한 예후를 보이고 있습니다(그림 2-2-2). 이는 90년대 18.7%에 비하면 1.5배 이상 증가한 수치이긴 하지만 2010년

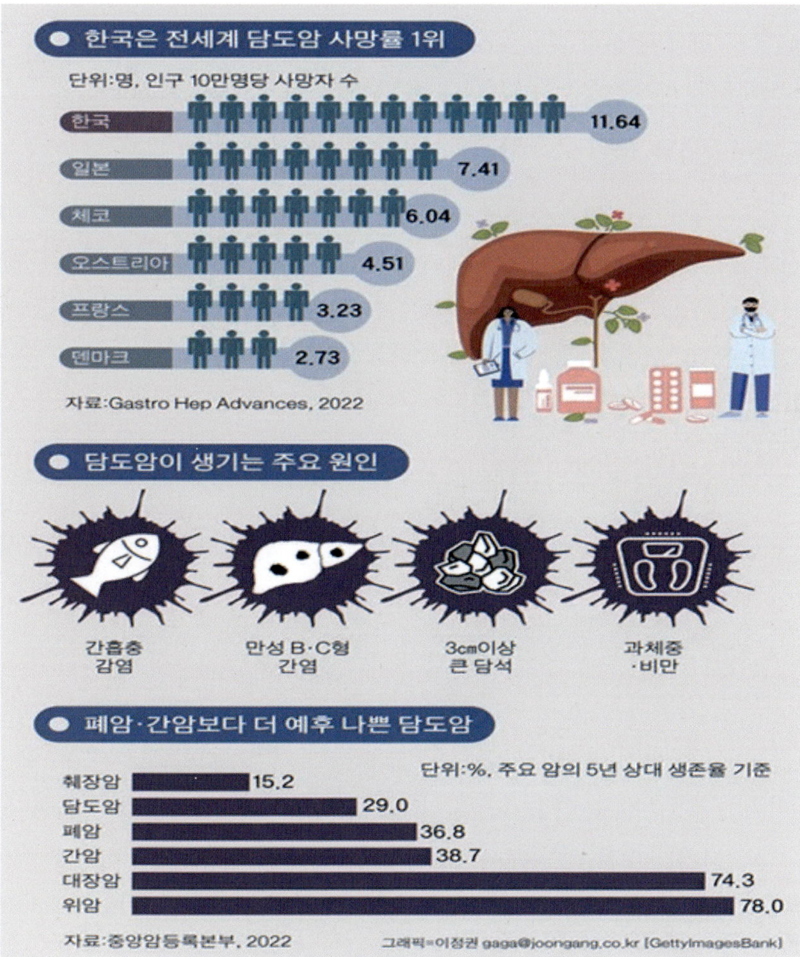

그림 2-2-2. 담도암의 예후 및 위험 인자

대 이후로 유의미한 발전은 보이지 않고 있습니다.(출처: 중앙암등록본부, 2023년 국가암등록통계)

90년대부터 현재까지 담낭암과 담도암에 관한 수술 방법의 획기적 변화도 없었고, 항암 치료나 방사선 치료의 비약적 발전이 있었던 것은 아닙니다. 따라서 얼마나 조기에 또는 얼마나 적극적으로 치료가 가능한 상태에서 발견되었는가에 따라서 생존율이 영향을 받을 수밖에 없습니다. 실제로 암이 다른 장기나 림프절로 전이되지 않고, 담낭이나 담도에만 국한되어 있는 경우에는 5년 생존율이 50%까지 보고되어 있으며, 암이 담낭 및 담도와 국소 림프절에만 국한되어 있는 경우에는 34.2%의 생존율을 보이지만, 다른 장기나 원격 림프절로 전이가 되는 경우에는 5년 생존율이 3.2%까지 떨어집니다. 이 같은 점을 고려할 때, 2000년대에 들어 증가된 생존율은 치료 결과에 따른 차이로 보기 보다는 검진을 통한 조기 발견 증가와 의료 접근성의 증대로 적극적 치료를 하는 환자가 증가했기 때문인 것으로 보고 있습니다.

5 담낭암 및 담도암의 위험 인자

담낭암은 선종이 선암으로 변화됨으로써 발생한다는 가설이 있습니다. 따라서 담낭용종은 전암병변의 가능성이 있는 것으로 간주되는데, 특히 크기가 1 cm 보다 큰 용종은 예방을 위해서 절제해야 한다고 알려져 있습니다. 또한 이형성증이 암으로 진행된다는 가설도 있는데, 이형성증의 발생과 암으로의 진행에서 만성 염증이 중요한 역할을 하는 것으로 생각되며, 이러한 측면에서 만성염증을 유발하는 담석도 암 발생의 위험 인자로 언급됩니다. 그렇다고 해서 담낭 결석이 있는 모든 경우에 예방적 담낭 절제술이 필요한 것은 아니며, 3 cm 이상 큰 담석이 있거나 담낭의 용종과 같은 다른 병변과 함께 있는 경우에는 수술을 권합니다. 그 밖에 담낭벽이 석회화되어 있는 도재담낭이나 만성 장티푸스 보균자, 췌관과 담관이 일찍 합류하는 췌담관 합류 이상, 가족력 등이 담낭암의 위험 인자로 알려져 있습니다.

담도암의 경우, 일반적으로 담즙의 정체와 만성 염증이 발생 기전에 중요한 역할을 하는 것으로 알려져 있습니다. 간흡충과 같은 기생충 감염, 원발성 경화담관염, 담관낭, Thorotrast나 다이옥신과 같은 유해 물질, 담관 결석, C형 간염 바이러스 감염 등이 잘 알려져 있는 담도암의 위험 인자들입니다. 그 밖에도 당뇨, 비만, 흡연, 가족력 등이 위험 인자로 작용할 수 있는 것으로 보고 있습니다.

❻ 예방 수칙

담낭암과 담도암의 확실한 예방 수칙은 없으며, 피할 수 있는 환경적, 습관적 위험 인자를 교정하는 것이 최선이고, 체중 관리와 금연, 건강한 식단이 예방의 기본이라고 할 수 있습니다. 또한 담낭암의 경우에는 담낭절제술이 비교적 간단하고 복강경이나 로봇을 이용한 최소침습수술이 가능하므로, 앞서 언급한 것처럼 확실한 위험 인자가 있는 경우에는 암 발생을 예방하기 위해 담낭절제술을 하는 것이 도움될 수 있습니다. 담도암의 경우, 예방적 수술이 가능하지 않기 때문에 발생하더라도 조기에 발견하기 위한 노력이 필요하므로, 가족력이 있거나 다른 위험 인자를 보유하고 있다면 꾸준한 검진을 받는 것이 중요합니다.

췌장암은 우리나라에서 폐암, 간암, 대장암, 위암에 이은 암 사망 원인 5위이며

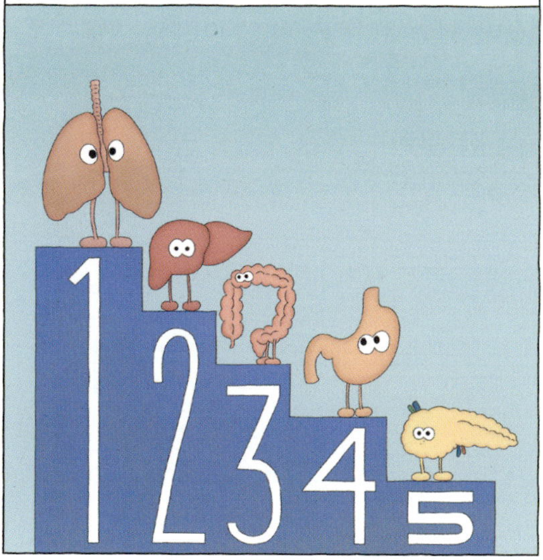

전체 췌장암 환자의 5년 생존율은 15% 내외로 예후가 불량한 암 중에 하나입니다.

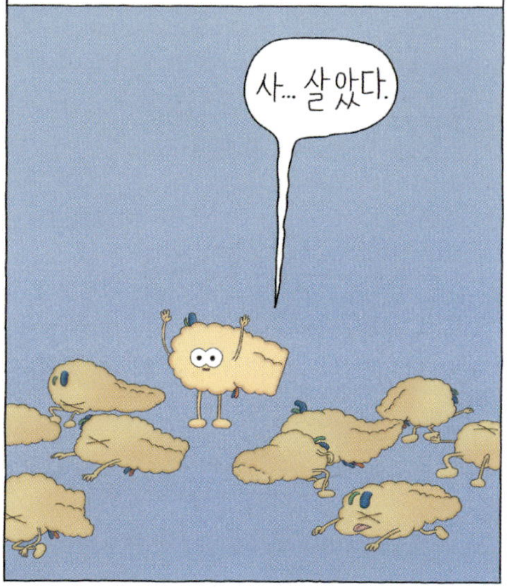

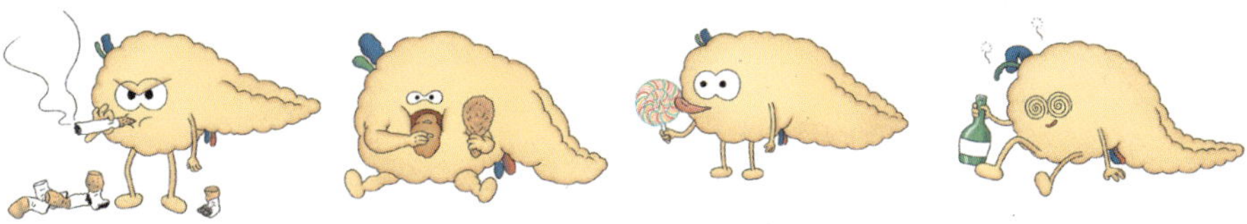

췌장암 발생의 알려진 위험인자로는 담배, 비만, 당뇨, 만성췌장염 등 교정 가능한 위험인자와 성별, 인종, 가족성 췌장암, 유전성 암증후군 등 교정 불가능한 요인들이 거론됩니다.

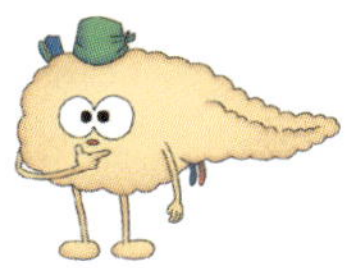

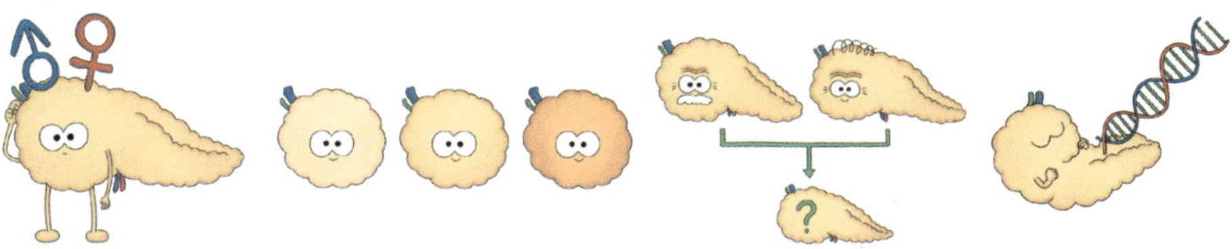

담낭암과 담관암 환자의 5년 생존율은 28.9%에 그치고 있어 10대 암종 중 췌장암에 이어 두번째로 불량한 예후를 보이고 있습니다.

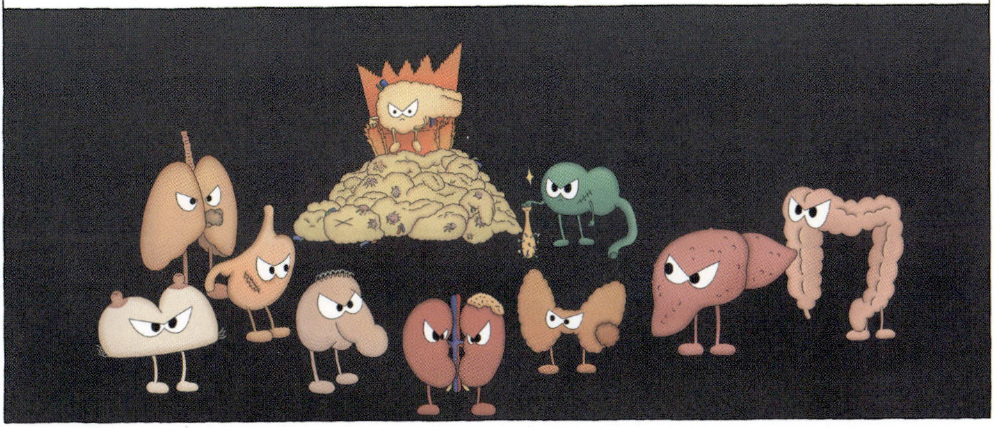

담관암의 경우, 일반적으로 담즙의 정체와 만성 염증이 발생 기전에 중요한 역할을 할 것으로 알려져 있는데 간흡충과 같은 기생충 감염, 담관낭, thorotrast나 다이옥신과 같은 유해 물질, 담관결석, C형 간염 바이러스 감염이 잘 알려져 있는 위험인자입니다.

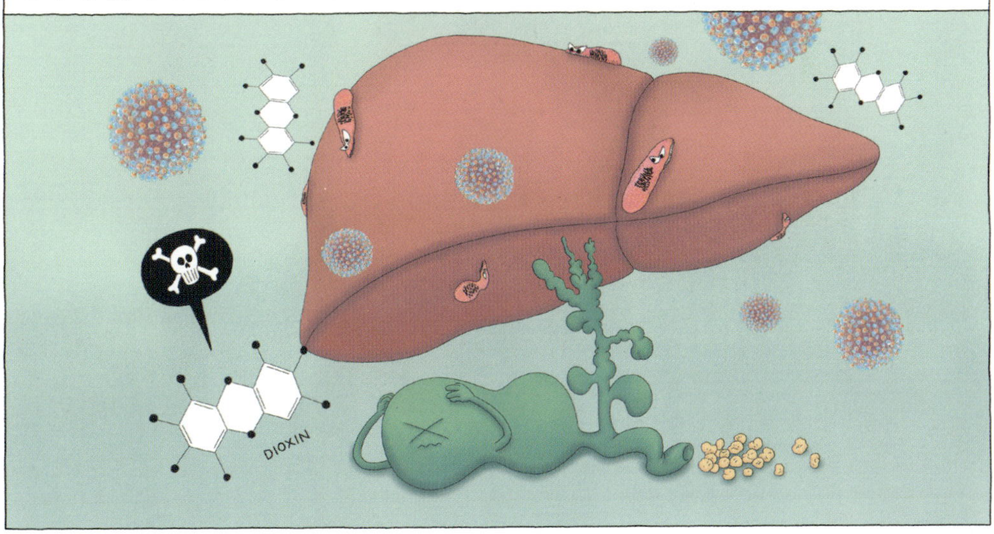

PART 3

췌장암 및 담낭암/담도암의 진단

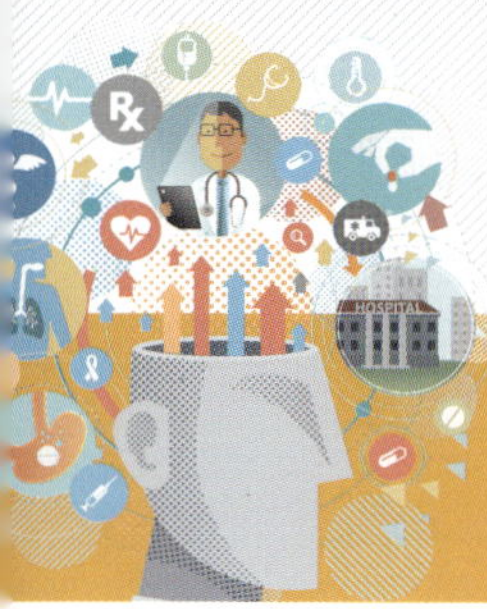

01 췌장암의 진단

연세대학교 세브란스병원 외과 강창무 교수

❶ 췌장암의 위치에 따른 임상표현형

췌장암의 임상형은 주로 암이 췌장의 어느 부분에 위치하는지에 따라 다르게 나타납니다. 췌장암은 크게 췌장의 머리 부분, 몸통 부분, 꼬리 부분에서 발생할 수 있으며, 각 위치에 따라 증상과 진단 및 치료 방법이 다를 수 있습니다.

1) 췌장 머리암(Pancreatic head cancer)

- 췌장 머리 부분에서 발생하는 암이 가장 흔한 형태입니다.
- 이 위치의 암은 종종 조기에 증상을 나타내는데, 이는 췌장 머리 속으로 담관이 파묻혀 주행하기 때문에 췌장 머리암이 발생하면 종양이 담도를 압박하면서 황달을 유발하기 때문입니다.
- 이때 나타나는 흔한 증상으로는 황달, 복통, 체중 감소, 가려움증, 진한 소변 및 연한 대변 색(백색변) 등이 있습니다.

2) 췌장 몸통암(Pancreatic body cancer)

- 췌장 몸통 부분에서 발생하는 암은 상대적으로 드물며 조기에 증상을 나타내지 않는 경우가 많습니다.
- 증상으로는 췌장암이 발생한 췌장 몸통 근처에 있는 신경조직을 침

습하면서 복부나 등쪽에 통증을 유발하며 소화불량, 체중 감소, 당뇨 발생 및 악화 등을 나타냅니다.

3) 췌장 꼬리암(Pancreatic tail cancer)

- 췌장 꼬리 부분 암도 드문 경우이며 초기에는 증상이 거의 나타나지 않습니다.
- 증상은 주로 체중 감소와 복부나 등 통증으로 발생하며, 대부분 췌장 몸통암과 마찬가지로 진행되어 복수(복강 내 체액 축적), 간 전이, 폐 전이, 복막 전이, 대장 폐쇄의 증상을 나타내며 늦게 발견되는 경우가 많습니다.

❷ 췌장암 진단이 어려운 이유

췌장암의 진단이 어려운 주된 이유는 다음의 몇 가지로 요약할 수 있습니다.

1) 뚜렷하지 않은 초기 증상

췌장암은 초기 단계에서는 특징적이거나 심각한 증상을 거의 나타내지 않습니다. 또한 초기 증상이 나타난다고 하더라도 종종 소화불량, 허리 통증 등 일반적 건강 문제와 유사한 증상을 보이기 때문에 쉽게 무시되거나 다른 병으로 잘못 진단될 수 있습니다(그림 3-1-1).

2) 췌장의 위치

췌장은 복부 깊숙한 곳에 위치하며 그 주변으로 여러 중요 기관 및 혈관이 밀집해 있습니다. 또한 위나 대장처럼 음식물이 지나가는 길이 아니기 때문에 증상이 거의 없으며, 그렇기 때문에 상대적으로 췌장암의 크기

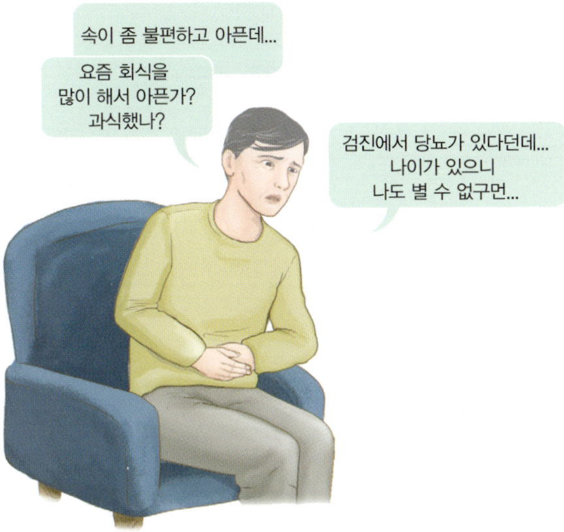
속이 좀 불편하고 아픈데...
요즘 회식을
많이 해서 아픈가?
과식했나?
검진에서 당뇨가 있다던데...
나이가 있으니
나도 별 수 없구먼...

그림 3-1-1. 췌장암의 진단이 늦게 발견되는 이유
"췌장암은 초기에 증상이 나타난다고 하더라도 종종 소화불량, 허리 통증, 당뇨 발생 등의 일반적 건강 문제와 유사한 증상을 보이기 때문에 쉽게 무시되거나 다른 병으로 잘못 진단될 수 있습니다."

가 커질 때까지 감지하기가 어렵기도 합니다. 뿐만 아니라 췌장암의 크기가 작다고 할지라도 췌장 주변에 있는 중요한 혈관까지 침습하게 되면 수술이 불가능한 3기 이상으로 판단됩니다.

3) 비특이적 진단 검사

아직까지 췌장암을 조기에 발견할 수 있는 획기적인 방법은 없습니다. 초기 췌장암은 일반적인 혈액 검사나 영상 진단 방법으로도 쉽게 발견되지 않기 때문에 췌장암을 확진하기 위해서는 종종 고해상도의 영상 진단 방법이나 복잡한 조직 검사가 필요합니다.

4) 진행 속도

췌장암은 빠르게 진행되는 경향이 있습니다. 따라서 초기 단계에 발견되지 않은 경우, 암이 주변 조직이나 장기로 빠르게 전이될 수 있는데, 이는 진단과 치료를 더욱 어렵게 만듭니다.

이러한 이유들로 인해 췌장암은 종종 늦은 단계에 이르러서야 발견되며, 이는 치료의 복잡함이나 예후에도 영향을 미칩니다. 따라서 췌장암의 초기 발견을 통한 완치를 위해서는 자신의 건강에 대한 과신은 금물이며, 상식적 차원에서의 꾸준한 건강 관리는 물론이고 주기적 건강 검진(복부 영상 포함)을 실시함으로써 전문적 의료 관리를 통해 자신의 건강을 지키고 유지하는 노력이 필요합니다.

③ 췌장암이 발견되는 임상 시나리오

이처럼 췌장암은 진단이 어렵기 때문에 임상 단계에서 췌장암이 흔히 보이는 췌장암 임상 사례를 참고하면 언제 췌장암 전문 진료를 받아야 하는지를 이해하는 데에 도움이 될 수 있으므로 다음과 같이 간략하게 정리해 보았습니다.

아래 언급하는 췌장암의 일반적 증상으로 발견(황달, 복통, 체중 감소 등)

1) 당뇨가 갑자기 발생하거나 잘 조절되던 당뇨가 갑자기 조절되지 않을 때
2) 다이어트를 시도했는데 생각보다 쉽게 다이어트에 성공을 했을 때
3) 교통사고나 척추 질환 등 다른 질환 때문에 종합 검진 실시 중에 우연히 발견
4) 다른 장기의 암(유방암, 위암, 대장암 등)으로 주기적 추적 검사 시 우연히 발견
5) 췌장의 물혹으로 꾸준히 검사하던 중 발견

4 췌장암의 일반적 증상

췌장암의 일반적 증상은 종종 불분명하고, 다른 건강 문제와 혼동되기 쉽기 때문에 초기에 발견되기 어렵습니다. 그러나 몇 가지 주요 증상들은 있으며 그 내용은 다음과 같습니다.

1) 복통과 허리 통증: 췌장암 환자들은 종종 복부 또는 허리 부위에 지속적 또는 간헐적 통증을 느낍니다. 이러한 통증들은 췌장 종양이 주변 신경이나 기관에 압력을 가하기 때문에 발생할 수 있습니다.
2) 체중 감소와 식욕부진: 뚜렷한 이유 없이 체중이 감소하거나 식욕이 감소하는 것은 췌장암의 일반적 증상 중 하나입니다.
3) 황달: 췌장암이 담도를 막는 경우, 피부와 눈의 흰 부분이 노랗게 변하는 황달이 발생할 수 있습니다. 이는 빌리루빈 수치가 정상 수준 이상으로 올라가기 때문입니다.
4) 배변 습관의 변화: 췌장암은 대변의 색깔이나 일관성, 빈도에 변화를 일으킬 수 있으며, 때때로 이유 없는 설사나 변비를 일으킬 수 있습니다.
5) 소화불량과 구역감: 췌장암은 소화 효소의 생성을 방해하여 음식이 제대로 소화되지 않게 할 수 있습니다. 그로 인해 소화불량이나 구역 또는 구토 등의 증상이 나타날 수 있습니다.
6) 혈당 수치의 변화: 췌장암은 인슐린 생성에 영향을 미쳐 당뇨병과 같은 혈당 조절 문제를 일으킬 수 있습니다.

이 같은 증상들은 췌장암 외에도 다른 많은 상태에서 나타날 수 있기 때문에 이러한 증상들이 지속되거나 의심되는 경우에는 반드시 의료 전문가와 상담하는 것이 중요하며, 초기에 발견하고 적절한 진단을 통해 췌장암 치료의 성공률을 높일 수 있습니다.

❺ 췌장암 진단을 위한 혈액 검사

췌장암 진단 과정에서 사용되는 몇 가지 혈액 검사가 있습니다. 이러한 검사들은 췌장암을 직접적으로 진단하기보다는 가능한 췌장암의 존재를 시사하거나 췌장암의 진단을 지원하기 위해 사용됩니다.

1) 종양 표지자 검사(Tumor Marker Tests)

- CA (Carbohydrate antigen) 19-9: 가장 일반적으로 사용되는 췌장암 표지자입니다. CA 19-9 수치가 높으면 췌장암을 포함한 여러 종류의 암이나 다른 염증성 췌장 및 담도 질환에서도 나타날 수 있으므로, CA 19-9가 높다는 것이 반드시 췌장암의 발병을 의미하지는 않습니다.
- CEA (Carcinoembryonic Antigen): 또 다른 종양 표지자로써 주로 대장암을 진단하는 데 사용되지만 췌장암의 경우에도 수치가 증가할 수 있습니다.

2) 간 기능 검사(Liver Function Tests)

- 췌장암, 특히 췌장 머리 부분에서 발생하는 암은 종종 담도를 막아 황달을 유발합니다. 이 같은 상황에서 간 기능 검사는 간과 담도의 기능을 평가하는 데 중요한 역할을 합니다.
- 간 기능 검사로는 빌리루빈, 알라닌 아미노전달효소(ALT), 아스파르트산 아미노전달효소(AST), 알칼라인 포스파타제(ALP), 감마지티(γ-GT) 등이 있습니다.

3) 혈당 검사(Blood Glucose Test)

췌장암은 췌장이 인슐린을 생산하는 능력에 영향을 미칠 수 있으며, 이는 혈당 수치의 변화를 일으킬 수 있습니다. 따라서 혈당 검사는 췌장 기능의 변화를 간접적으로 평가하는 데 사용될 수 있습니다.

❻ 췌장암 진단을 위한 영상 검사

췌장암 진단을 위한 영상 검사는 종양의 위치, 크기, 주변 조직으로의 확산 여부를 평가하는 데 중요하며, 다음에 제시되는 것들은 모두 췌장암 진단에 주로 사용되는 영상 검사 방법들입니다. 이러한 영상 검사들은 각기 다른 정보를 제공하며, 환자의 상태와 증상에 따라 적절한 검사 방법을 결정하는 데 도움을 줍니다.

1) 복부 초음파(Abdominal Ultrasound)

본 검사를 통해 췌장을 포함한 복부 장기의 이미지를 생성합니다. 초음파는 비침습적이고 비교적 저렴하다는 장점이 있지만, 시술하는 사람의 숙련도나 환자의 체형 또는 비만 정도에 따라 췌장암 진단의 정확성은 떨어질 수 있는 특성이 있습니다.

2) 컴퓨터 단층 촬영(CT) 스캔

CT 스캔은 췌장과 주변 조직의 상세한 크로스섹션 이미지(1~3 mm)를 제공합니다. 이는 췌장암 진단에 매우 유용하며, 종양의 크기와 위치, 주변 조직이나 장기로의 전이 여부를 평가하는 데에도 도움을 줍니다.

3) 자기 공명 영상(MRI)

MRI는 높은 해상도의 이미지를 제공하며, 췌장암 및 그 주변 조직의 상세한 이미지를 얻는 데 사용됩니다. MRI는 특히 담도와 췌장관의 평가에 유용한데 특히 췌장 외에 간의 미세 전이를 찾는 일에도 도움을 받을 수 있습니다.

4) 내시경적 역행성 췌관담관 조영술(ERCP)

ERCP는 내시경과 X-레이를 결합한 검사로써 담도와 췌장관에 대한 상

세 이미지를 제공합니다. 또한 이 방법은 생검이나 황달에 대한 치료적 절차를 수행하는 데 사용될 수 있습니다.

5) 내시경 초음파(Endoscopic Ultrasound, EUS)

내시경 초음파는 내시경과 초음파 기술을 결합한 것으로 췌장과 주변 조직의 매우 상세한 이미지를 제공합니다. EUS는 종종 생검과 함께 사용되어 췌장암의 진단과 병기 결정에 중요한 역할을 합니다.

6) 양전자 방출 단층 촬영(PET) 스캔

PET 스캔은 암세포의 활동을 감지하는 데 사용되며 종종 다른 영상 검사 방법과 결합하는 방식으로 사용됩니다. 이 검사는 췌장암의 전이 여부를 평가하고 경우에 따라 췌장암 치료 효과 판정에도 활용될 수 있습니다.

❼ 췌장암 진단을 위한 조직 검사

췌장암의 확진을 위한 조직 검사는 매우 중요한 단계에 해당하며, 의심되는 종양이나 비정상적 조직으로부터 샘플을 채취하여 암세포의 존재를 확인하는 방식으로 실시됩니다. 췌장암에 대한 조직 검사는 췌장암의 치료 계획을 수립하는 데 중요한 역할을 담당하며, 췌장암 진단에 사용되는 주요 조직 검사 방법은 다음과 같습니다.

1) 미세침흡인생검(Fine-Needle Aspiration, FNA) 또는 미세침생검(Fine-Needle Biopsy, FNB)

가장 일반적으로 사용되는 방법으로써 매우 얇은 바늘을 이용하여 췌장에서 조직 샘플을 채취합니다. 이 검사는 종종 CT 스캔, 초음파 또는 내시경 초음파(EUS)를 이용하여 정확한 위치를 가이드로 삼습니다.

2) 내시경초음파 유도하 미세침생검(EUS-FNA)

내시경 초음파를 이용해 췌장의 비정상적 부위를 정확하게 찾아내고, 초음파 가이드 아래에서 미세침을 이용함으로써 조직 샘플을 채취합니다. 이 방법은 정확도가 높고 합병증 위험이 상대적으로 낮습니다.

3) 내시경적 역행성췌관담관조영술(ERCP)을 이용한 브러시 생검(Brush Biopsy)

ERCP 동안 췌장관 또는 담관의 내부를 긁어내어 샘플을 채취하는 방법으로 주로 담도나 췌장관의 비정상적 부위에서 샘플을 얻는 데 사용됩니다.

4) 수술적 생검(Surgical Biopsy)

췌장암이 매우 의심되지만 다른 방법으로는 확진이 어려울 때 수술적 접근을 통해 직접 조직 샘플을 채취하는 경우에 해당합니다. 이 방법은 다른 생검 방법보다 더 침습적이고 복잡할 수 있습니다.

췌장암 조직 검사의 정확도는 대체로 높지만 100% 확실한 것은 아닙니다. 췌장암을 이루는 대부분의 성분이 췌장암 세포가 아닌 섬유화, 혈관, 신경 조직, 염증 조직들로 구성되어 있기 때문에 췌장암 덩어리에 산재되어 있는 췌장암 세포가 조직 검사에 포함되면 췌장암으로 진단되지만, 그렇지 않고 췌장암을 이루는 다른 정상 세포들이 조직 검사에 포함되면, 췌장암이 존재하더라도 조직 검사상으로는 암이 없는 것으로 나올 수도 있기 때문입니다. 뿐만 아니라 조직 검사 방법, 조직 검사 장비 및 기술, 조직의 품질과 양, 판독하는 병리 의사의 경험, 그리고 종양의 위치와 크기에 따라 조직 검사의 정확성 역시 영향을 받을 수 있습니다. 그러므로 경우에 따라서는 때때로 추가 검사가 필요할 수 있으며, 모든 검사 결과와 임상적 증상을 종합적으로 판단하여 진단을 내리게 됩니다(그림 3-1-2).

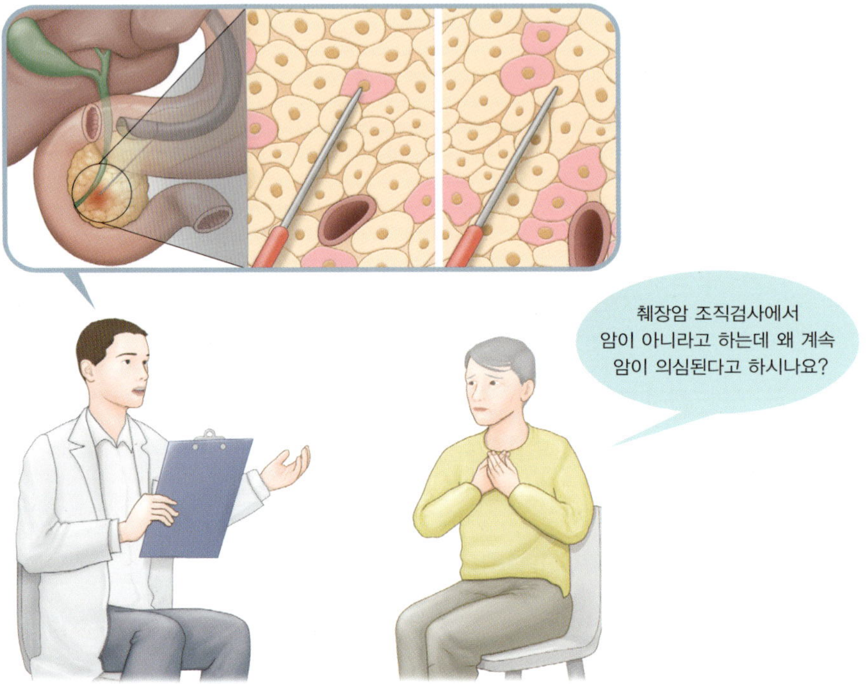

그림 3-1-2. 췌장암 조직 검사를 통한 진단이 어려운 이유

"췌장암을 이루는 대부분의 성분이 췌장암 세포가 아닌 섬유화, 혈관, 신경 조직, 염증 조직들로 구성되어 있기 때문에 췌장암 덩어리에 산재되어 있는 췌장암 세포가 조직 검사에 포함되면 췌장암으로 진단되지만, 그렇지 않고 췌장암을 이루는 다른 정상 세포들이 조직 검사에 포함되면, 췌장암이 존재하더라도 조직 검사상으로 암이 없는 것으로 나올 수도 있기 때문입니다."

8 췌장암의 절제 가능성에 따른 임상표현형

이렇게 진단된 췌장암은 현재로서는 수술적 치료가 가장 효과적인 단일 치료법으로 알려져 있으므로, 췌장암이 진단되었을 때 암이 수술적으로 제거될 수 있는 지의 여부를 확인하는 것이 매우 중요합니다. 이때 췌장암의 절제 가능성은 주로 종양의 위치와 크기, 인접한 혈관이나 조직으로의 침범 정도에 따라 결정되며, 췌장암의 절제 가능성은 크게 다음의 세 가지 범주로 구분됩니다(그림 3-1-3).

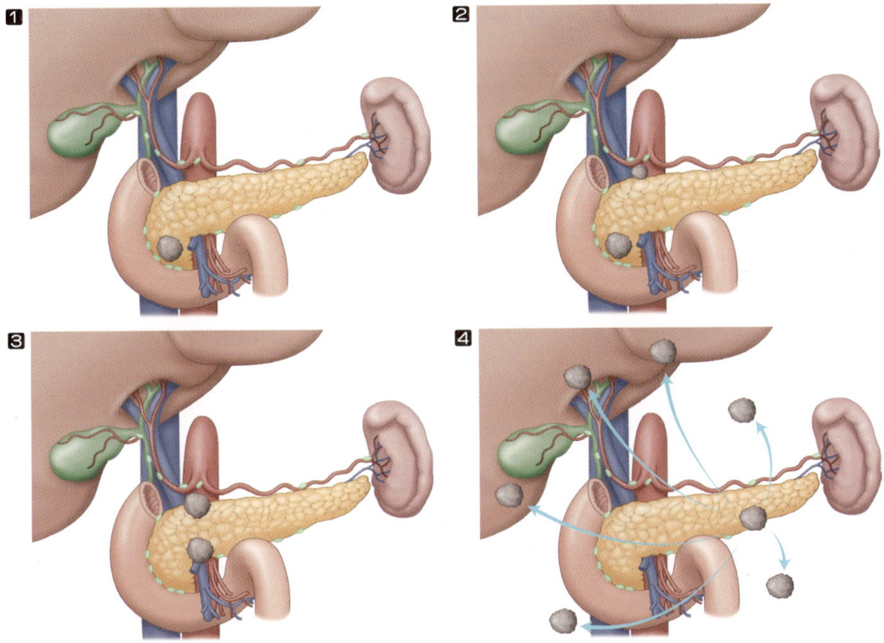

그림 3-1-3. 췌장암 절제 여부에 따른 임상표현형
(1. 절제가능형 췌장암(1~2기), 2. 경계성 절제가능형 췌장암, 3. 국소진행형 췌장암(3기), 4. 전이형 췌장암(4기))

1) 절제 가능형(Resectable)

- 종양이 췌장 내에 국한되어 있으며, 주요 혈관이나 주변 기관에 심각한 침범이 없는 상태에 해당합니다.
- 종양을 완전히 제거할 수 있는 충분한 여유가 있으며, 수술 후에 종양이 남아 있지 않을 것으로 기대됩니다.
- 절제 가능형 췌장암은 대부분 1기와 2기 췌장암으로써 수술로 치료되며, 수술 후 화학 요법 또는 방사선 치료가 추가될 수 있습니다.

2) 경계성 절제 가능형 (Borderline Resectable)

- 국소 진행성 췌장암은 주요 혈관에 일부 침범이 있지만, 현재 가능한 기술로 여전히 수술적 절제가 가능할 수 있는 상태를 말합니다. 그러나 이러한 경우는 수술을 하더라도 완전한 암 절제 가능성이 낮으므로 수술 효과는 떨어집니다.
- 이 경우, 먼저 화학 요법 또는 화학방사선 요법을 시행하여 종양을 축소시킨 후 수술적 절제를 고려할 수 있습니다.
- 이러한 접근법은 종종 "수술 전 치료(neoadjuvant therapy)"라고 불리며, 현재 많은 환자가 이 방법으로 치료 효과를 보고 있습니다.

3) 국소 진행형(Locally advanced)과 전이형(metastatic)

- 국소 진행형 췌장암은 주변의 주요 혈관이나 기관에 심각한 침범이 있어 수술적으로 완전히 제거하는 것이 거의 불가능한 상태입니다.
- 간이나 폐, 복막 등에 전이를 동반한 전이형(metastatic) 췌장암도 수술을 하지 못하는 췌장암입니다.
- 이 경우, 치료의 목적은 주로 증상을 완화하고 생명을 연장하는 데 초점을 맞추며, 화학 요법, 표적 치료, 면역 치료 등이 치료 옵션에 포함될 수 있습니다. 특히 국소 진행형 췌장암에 대해서는 최근 중입자 치료기의 역할이 크게 기대되고 있는 상황이며 향후 많은 경험과 연구가 필요할 것으로 보입니다.
- 최근 강력한 항암 치료제의 개발로 인해 처음 진단 당시 수술할 수 없었던 3기(국소 진행형) 또는 4기(전이형) 환자에 있어서 일부 환자들의 경우, 완치를 바라보는 수술을 진행할 수 있습니다("conversion surgery"). 아직 그 효과에 대해서는 의견이 다를 수 있지만, 특히 3기에서는 수술을 받지 못한 환자와 비교해서 매우 우수한 치료 성적을 보이고 있으며, 간으로 전이됐다고 할지라도 특정 환자들의 경우에는

수술의 효과를 보인다는 연구도 있어서 끝까지 포기하지 않고 주치의와 상의 하에 치료에 임할 것이 권장됩니다(그림 3-1-4).

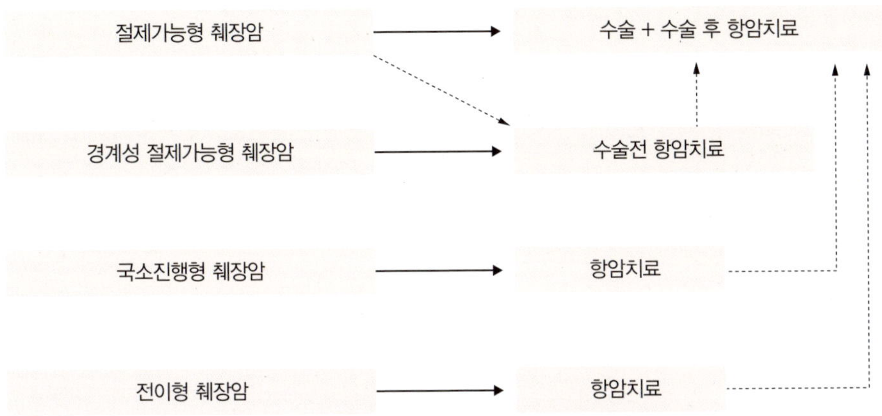

그림 3-1-4. 췌장암의 진단에 따른 일반적인 치료 방침

(절제가능형 췌장암은 암조직을 포함한 췌장 절제술을 먼저 시행하고 재발 방지 및 장기 생존을 위한 수술 후 항암 치료를 하는 것이 표준 치료이다. 간혹 절제 가능형 췌장암 환자에서 수술의 여건이 되지 않는 경우, 종양 자체는 절제 가능해 보이지만 여러 임상 여건상 전신 전이의 가능성이 있는 경우(종양이 크거나 CA 19-9가 너무 높거나 통증이 있거나 확실하지는 않지만 간이나 폐 등에 전이를 의심하게 하는 병변들이 있는 경우), 또는 임상 연구 단계에서 수술 전 항암치료를 먼저 실시하고 수술을 한다. 경계성 절제 가능 췌장암은 수술이 가능하더라도 먼저 수술한 경우에는 그 수술 효과가 크지 않으므로, 수술 전 항암 치료를 하고 수술을 하는 것이 현재로서는 수술 효과를 가장 극대화하는 방법으로 여겨지고 있다. 국소 진행성 췌장암 및 전이성 췌장암은 모두 전신 항암 치료를 기반으로 실시된다. 일부 환자의 경우, 항암 치료 후 근치적 수술로 이어져 장기 생존하는 보고가 증가하고 있다.)

02

담낭암 및 담도암의 진단

가톨릭대학교 서울성모병원 외과 홍태호 교수

담낭암과 담도암은 초기에는 보통 별다른 증상이 없을 뿐만 아니라 효과적 선별 검사 방법 역시 부족하기 때문에 조기 발견과 조기 치료가 쉽지 않다. 그러나 복부 초음파, 복부 전산화 단층 촬영, 복부 MRI 등의 영상 진단 방법이나 내시경 초음파, 조직 검사 등의 발전으로 인해 요즘은 정확한 진단이 가능하며 치료 가능성 역시 높아지고 있다. 이들 질환의 진단에 대해 자세히 알아보자.

❶ 채혈 검사

채혈을 통해 진행되는 검사는 다른 질환에서 행해지는 것과 마찬가지로 가장 기본적 진단 과정에 해당한다. 이때 담낭암과 담도암 모두 종양의 발생 위치와 진행 정도에 따라서 나타나는 증상과 검사실의 소견이 달라질 수 있다. 흔히 간기능 검사 수치로 알려져 있는 AST(아스파르테이트아미노전달효소), ALT(알라닌아니모전이효소), rGTP(감마글루타밀전이효소), ALP(알칼리인산분해효소) 및 황달 수치로 알려져 있는 Bilirubin(혈중빌리루빈) 수치 등의 상승이 나타날 수 있으며, 빈혈이나 백혈구 증가증을 보이는 경우도 있는데, 이러한 경우는 암이 상당히 진행하였음을 의미할 수 있다.

우선 담낭암의 경우, 그림과 같이 종양이 담낭 내부에만 존재하는 경우에는 채혈 검사상 아무 이상 소견도 발견되지 않을 수 있다(그림 3-2-1). 종양이 진행되어 간으로 침범하든지 담도에 침윤되면, 비로소 간 수치의 증가나 황달 수치의 상승을 보일 수 있으며, 담도암의 경우에도 종양의 위치가 그림과 같이 간 내 한쪽 부위를 침범한다면 검사 소견에서는 아무런 이상 소견도 보이지 않을 수 있다. 그러나 담즙의 통로가 쉽게 막히는 위치에 종양이 발생한다면, 조기에 증상이 나타나고 황달 수치도 증가해서 비교적 질환의 초기에 발견되는 경우도 있다. (그림 3-2-2)

병기	암의 확산정도
1기	암이 담낭의 점막이나 근육층에 국한된 경우
2기	암이 담낭의 근육 주위 결체조직까지 침범된 경우
3기	암이 담낭의 장막까지 침범되었거나 또는 담낭 주위 림프절(담낭관 주위, 총담관 주위, 간동맥 및 간문맥 주위)에 침범이 있는 경우
4기	원격 장기로의 전이 혹은 원격 림프절의 침범이 있거나 또는 간동맥, 간문맥 등의 혈관 침범 혹은 2가지 이상의 인접장기로의 침범이 있는 경우

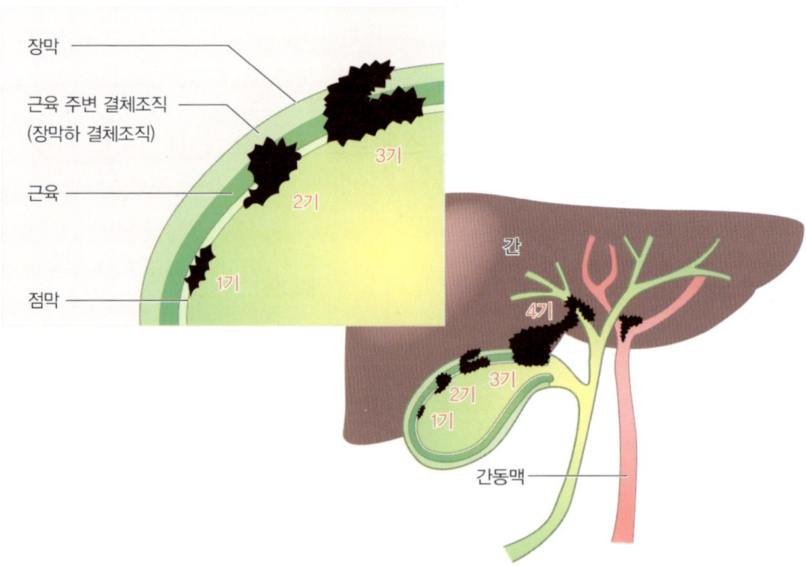

그림 3-2-1. 담낭암의 진행 정도

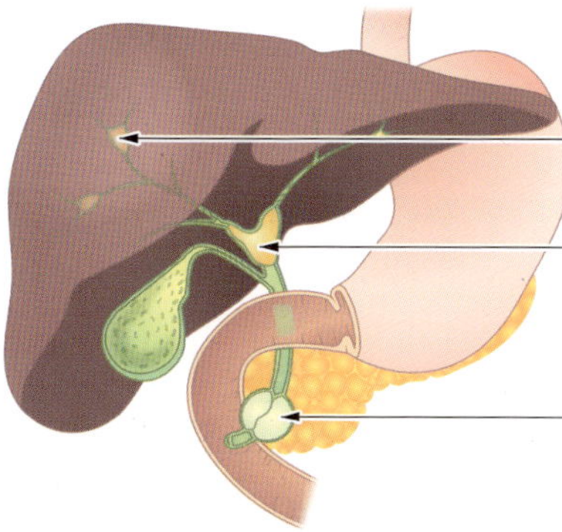

그림 3-2-2. 담도(관)암의 발생 위치

우리 몸에 암 세포가 발생하면 이에 반응하는 물질이 만들어져 혈액 속을 돌아다니게 되는데 이 물질들을 검사하는 것이 바로 "종양표지자 검사"이다. 이때 담낭암과 담도암 모두에서 임상적 의미를 지니는 종양 표지자는 CA19-9라고 칭하는 물질이다. 이는 주로 췌장암, 담도암, 담낭암에서도 증가되는 양상을 보이는데, 수치가 높을수록 종양의 크기 역시 비례하여 증가하는 경우가 있으며, 수술 후 종양의 재발 여부를 확인할 때에 사용되기도 한다. 그러나 암이 없는 경우에도 상승되는 경우가 많기 때문에 복통이나 체중 감소 등의 동반 증상이 없거나 암이 의심되지 않는 상황에서는 진단적 가치가 떨어진다. 실제로 단순히 건강 검진을 받은 사람 중에서 CA19-9 수치가 증가된 경우가 상당수 발생하는데, 대부분은 건강에 아무 이상이 없거나 갑상선염, 기관지염, 난소 물혹 등의 가벼운 질환을 가진 경우이며, 약물 복용 후에 일시적으로 이상을 나타내는 경우도 상당수 있으므로 이 종양 표지자 검사만으로 암을 진단할 수는 없다.

❷ 영상 검사

1) 복부초음파검사

담도계 증상이나 우상복부 통증이 있는 경우에 가장 먼저, 그리고 가장 흔히 시행되고 있는 영상학적 검사이다. 이는 검사를 시행하기가 매우 간편하고 환자에게 아무 해가 되지 않는 비침습적 검사이기 때문이며, 담낭암의 경우, 담낭 안에서의 종양의 위치나 간으로의 침윤 정도를 파악하는 데에도 사용되고 수술 후 추적 검사에도 역시 유용하다(그림 3-2-3). 또한 담석을 가진 환자나 담낭벽이 두꺼워져 있는 상황에서 암의 발생 여부를 확인하기 위한 추적 검사로 많이 사용되기도 한다.

이 검사는 간 안에서 발생한 종괴를 직접 확인하기도 하고, 담도의 확장 여부와 담도 안의 종양을 직접 발견할 수도 있다. 초음파를 보면서 직접 종양의 조직 검사를 시행할 수도 있기 때문에 매우 중요한 검사이지만, 췌장 안쪽에 있는 담도를 확인하는 일에는 한계가 있고, 시행하는 검사자의 주관적 판단에 따라 결과 역시 달라질 수 있는 점 역시 주의해야 한다.

2) 복부 CT

담낭암과 담도암을 비롯해서 복강 내 발생하는 여러 암종의 특징을 파악하기 위해 시행하는 기본적 검사이다. 특히 조영제를 사용하여 촬영하는 조영증강 CT는 암의 국소 침범 정도, 담도 확장 여부, 림프절 종대(전이) 등을 파악하는 데 도움을 줄 수 있으며, 특히 수술을 할 수 있는 지의 가능성 판단이나 수술 시 필요한 주변 해부학적 구조물과 혈관 구조물의 형상을 파악하는 데에도 필수적이다(그림 3-2-4).

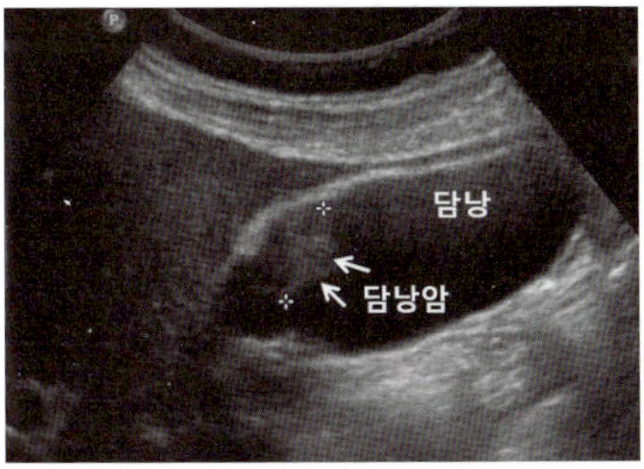

그림 3-2-3. 담낭암의 초음파 소견

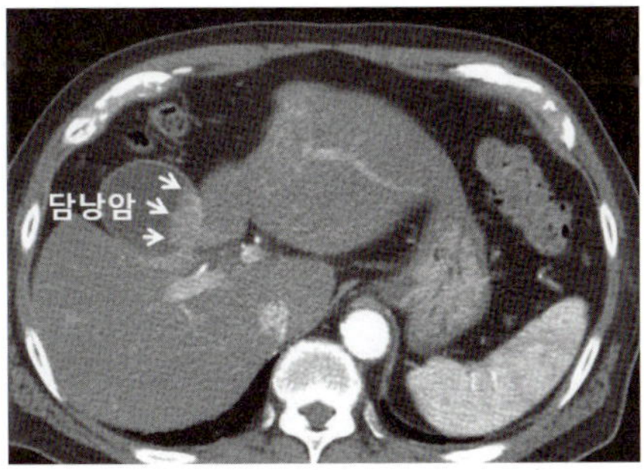

그림 3-2-4. 담낭암의 CT 소견(화살표)

3) 복부 MRI

CT와 비슷한 내용의 정보를 제공해 주며, 종양의 간실질 침범 정도나 담도암의 침윤, 진행 정도를 보는 부문에 있어서 CT보다 더 나은 수준의 부가적 정보를 제공하기도 한다. 그러나 CT보다는 검사에 더 오랜 시간이 걸리며, 환자가 불안정한 상태에서는 쉽게 진행하기 어렵기 때문에 시행에 다소 제약이 따른다.

4) PET-CT

양전자방출단층촬영술(PET)과 전산화 단층촬영(CT)이 결합된 의료 영상 검사이다. PET은 인체의 기능적 영상을 촬영하고, CT는 형태적 영상을 촬영하며, 이 두 가지 영상을 동시에 얻어서 병변의 위치와 성질을 판단하게 된다. 이는 암세포가 포도당을 대사하는 특징을 이용해 암세포를 찾아내는 핵의학 영상 기법으로, 양전자를 방출하는 약물을 정맥으로 주입하고 흡수될 때까지 1시간 정도 휴식을 한 후 촬영하게 된다. PET-CT는 다른 영상학적 검사를 통해 담낭암이나 담도암으로 진단 내리기가 애매하거나 암 절제 수술 후 남아있는 암의 여부 확인, 또는 수술 전 원격 전이 병소를 발견하기 위한 목적으로 사용될 수 있다(그림 3-2-5).

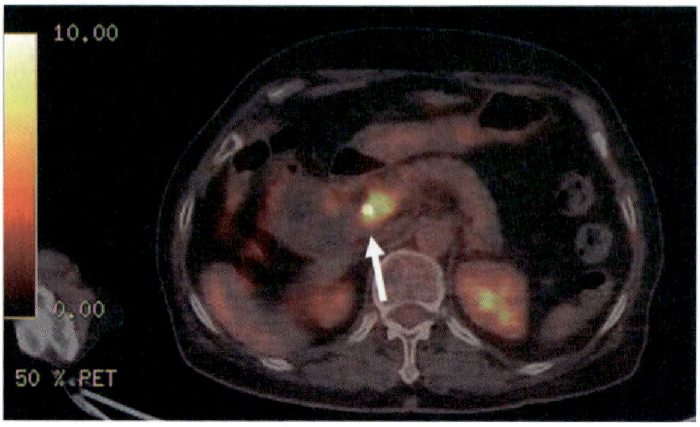

그림 3-2-5. 담도암의 PET-CT 소견(화살표)

❸ 내시경 검사

담낭암과 담도암의 진단을 위한 내시경의 사용은 내시경초음파검사(EUS)나 내시경적 역행성췌담관 조영술(ERCP)을 의미한다. 건강 검진에서 흔히 발견되는 담낭용종의 경우, 단순한 콜레스테롤 덩어리인지 실제로 의미 있는 담낭종양인지를 감별해야 하는 경우가 흔히 발생하는데, 이때 매우 유용하게 사용될 수 있는 것이 바로 내시경 초음파 검사이다. 담낭암이 진단된 경우, 암종이 담낭벽의 어느 깊이까지 침윤하였는지를 파악하는 데에 일반적 복부 초음파 검사보다 훨씬 뛰어난 해상도를 보여 주며, 이를 통한 조직 검사 역시 가능하다. 내시경적 역행성 췌담관 조영술은 담도계에 직접 조영제를 쏘아 전체 담도계에 대한 해부학적 변화를 관찰할 수 있기 때문에 담도암의 진단과 그 진행 정도를 파악하는 데 유용하다(그림 3-2-6). 또한 담도 스텐트를 삽입해서 막혀 있는 담도에 일시적으로 길을 만들어 주고, 수술하기 전까지 황달을 해소해 주는 역할을 하고 있으며, 이를 통한 담도암의 조직 검사 역시 가능하다.

흔히 암의 진행 정도를 표현하는 방식으로 암의 병기(stage)를 구분하곤 하는데, 이는 수술하기 전 진단 과정에서 많은 환자가 매우 궁금해하는 부분이기도 하다. 그러나 암의 병기를 결정하려면 일반적으로 정확한 종양의 크기와 침범 정도(CT 등의 영상 소견이 아니라 수술 후 나온 검체 전체에 대한 병리학자의 판단)가 측정되어야 하며, 림프절 전이 여부 등이 조직 검사로 확인되어야만 한다. 따라서 수술 전에는 여러 영상 검사를 시행하고 각종 협진 회의를 통한 여러 의사의 견해를 참고하더라도, 담낭암과 담도암의 진행 정도에 대한 평가는 수술을 할 수 있느냐 없느냐의 여부를 먼저 보는 것이 필요하다. 그 결과 만약 수술이 가능한 상태라면, 어느 범위까지 수술에 포함해야 하는가에 대한 결정을 하는 것이 진단 검사의 일차적 목적이라고 할 수 있다.

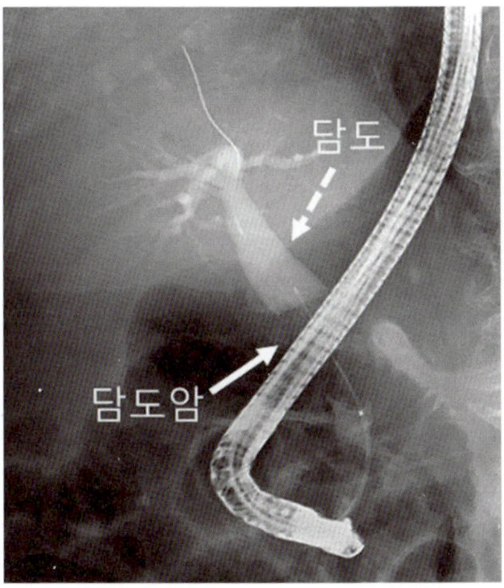

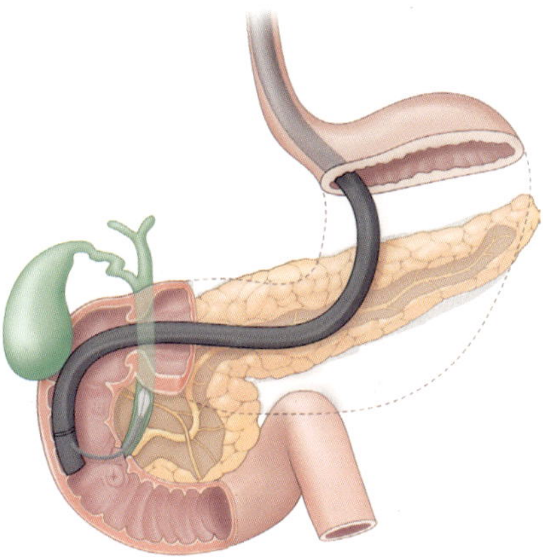

그림 3-2-6. 담도암의 내시경적 역행성 췌담관 조영술(ERCP) 소견

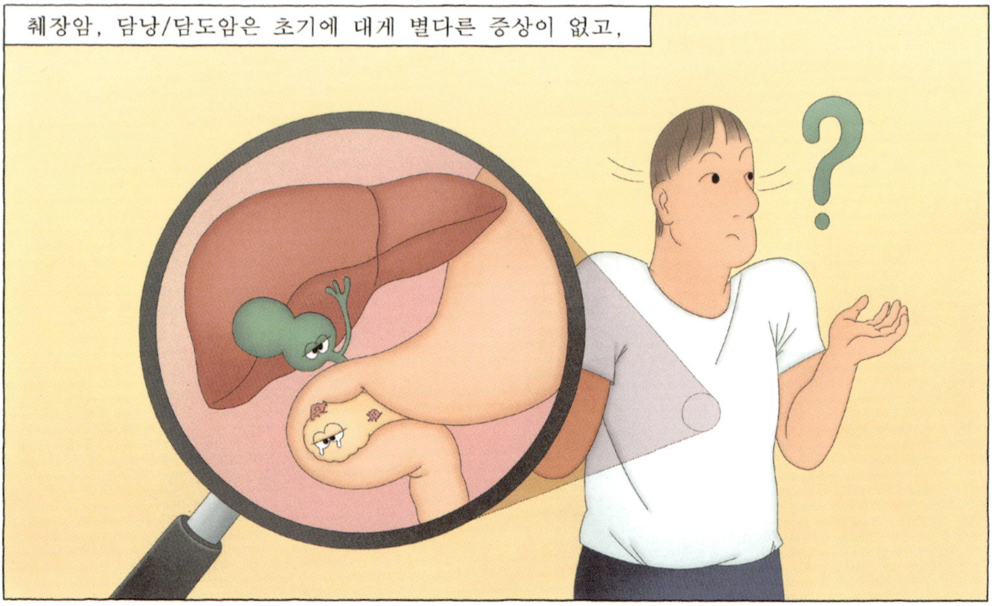
췌장암, 담낭/담도암은 초기에 대게 별다른 증상이 없고,

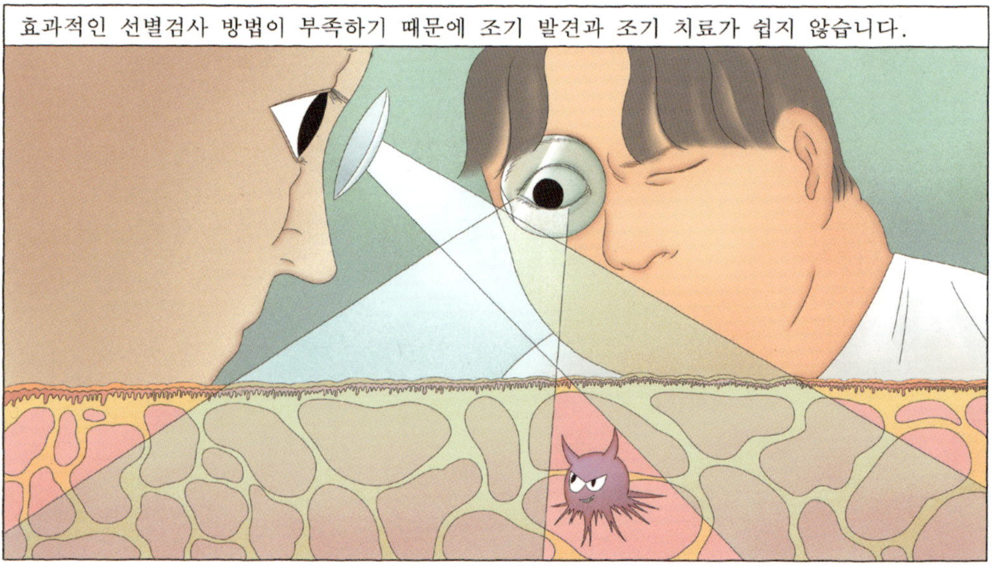
효과적인 선별검사 방법이 부족하기 때문에 조기 발견과 조기 치료가 쉽지 않습니다.

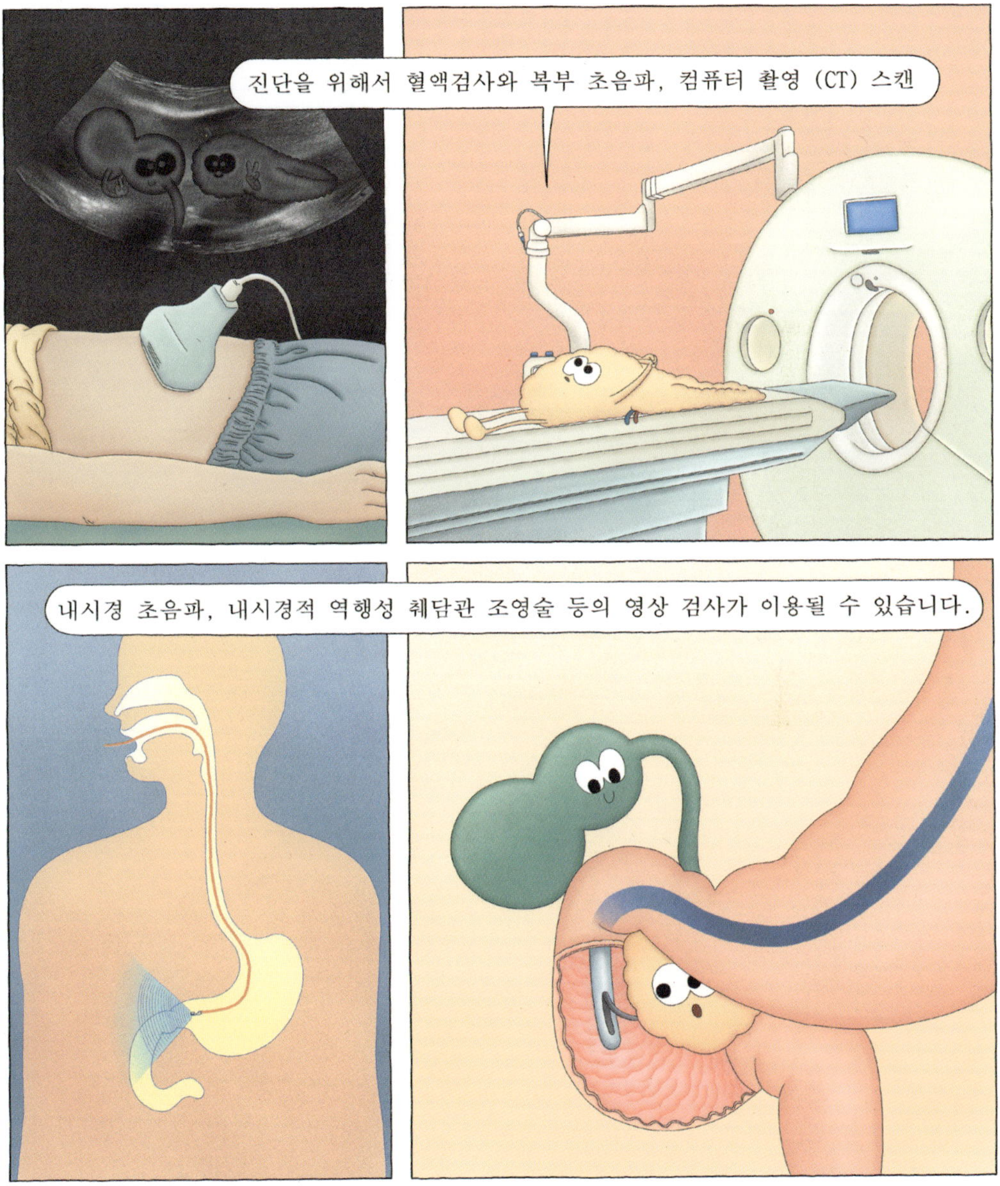
진단을 위해서 혈액검사와 복부 초음파, 컴퓨터 촬영 (CT) 스캔
내시경 초음파, 내시경적 역행성 췌담관 조영술 등의 영상 검사가 이용될 수 있습니다.

PART 4

췌장암 및 담낭암/담도암 수술 전 준비

01 배액술(내시경적) 내시경을 이용한 배액술

고대안암병원 소화기내과 이재민 교수

담도암과 췌장암에서 수술적 절제는 완치를 위해 가장 중요한 치료입니다. 절제 가능한 췌장암이나 담도암의 경우, 수술을 우선적으로 고려하는데, 해부학적 구조상 종양으로 인해 담도가 막히는 경우가 많습니다.

간에서 혈관과 함께 촘촘하게 구성된 간 내 담관은 간문부를 거쳐 총담관으로 이어지며, 총담관의 마지막 부분은 췌장의 머리와 합류되고 십이지장 유두부를 통해 장으로 연결됩니다. 문제는 췌장암이 머리 부분(head)이나 췌장구상돌기(uncinate process)에 발생하는 경우, 또는 담도암이 간문부나 총담관에 발생하는 경우에 간에서 십이지장으로 흘러가야 할 담즙의 흐름이 정체되도록 만든다는 점입니다(그림 4-1-1).

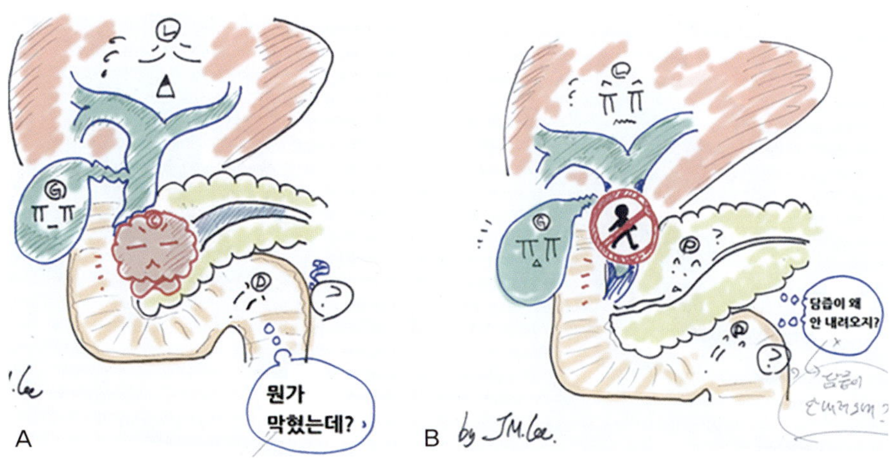

그림 4-1-1. 췌장두부암에 의한 담도 폐색(A), 원외담관암에 의한 담도 폐색(B)

담도가 막히게 되면 황달이 발생하며, 염증을 일으키고, 심한 경우에는 중대한 감염을 유발할 수 있으므로 주의가 필요합니다. 또 담도가 막혀서 발생한 황달을 폐쇄성 황달이라고 하는데, 그로 인해 환자들은 결막 황달, 노란 피부색 변화, 전신 가려움증, 쇠약감, 소화불량 등의 증상을 호소할 수 있습니다. 그리고 소변색이 진해지며, 심한 경우에 대변색이 회색으로 변하는 등의 이상증상 역시 동반합니다(그림 4-1-2). 담관염이 합병되면 패혈증이 생기거나 이차성 간경변으로 진행되어 생명이 위중한 상황 역시 발생할 수 있습니다.

비수술적 담관배액술은 경피경간 담관배액술(percutaneous transhepatic biliary drainage, PTBD)과 내시경 담관배액술로 분류됩니다. 이들 두 가지 방법은 각각의 장단점을 지니고 있으며, 환자의 상태와 종양의 위치, 담관의 폐색 정도 및 내시경의 접근 가능성 여부에 따라 경피적 시술을 할지 내시경 시술을 할지를 결정하게 됩니다.

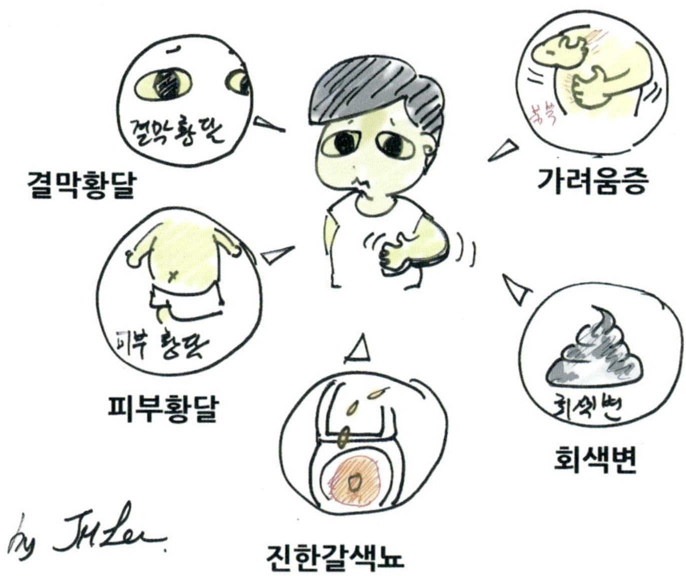

그림 4-1-2. 췌장암이나 담관암으로 담관이 막혔을 때 발생하는 증상

내시경 담관배액술은 주로 '내시경적 역행성 담췌관조영술(Endoscopic retrograde choangiopancreatography)을 통해 시행되며 통칭 ERCP 라고 부르기도 합니다. 최근에는 초음파 내시경을 이용한 담관배액술도 시행하고 있어서 십이지장경으로 폐색 부위에 접근이 힘든 환자들에게 ERCP 대신 유용하게 시행할 수 있습니다.

내시경을 이용한 담관배액술은 경피경간 담관 배액술에 비해 덜 침습적이므로 환자에게 불편감을 적게 유발하며, 원래의 흐름대로 담즙을 배출하게 함으로써 생리학적 이점 역시 지니고 있습니다. 다만 위장관 폐색 또는 환자가 불안정하거나 협조가 안되는 경우에는 시행하기가 어려우며, 적절한 진정 요법이 필요하기 때문에 진정(수면) 내시경을 하기 어려운 환자에게도 사용의 제한이 발생합니다.

내시경적 담즙 배액을 위한 ERCP 시술의 과정은 다음과 같습니다.

ERCP 시술은 투시조영실이라는 특수 검사실에서 시행되며, 일반 위내시경과는 다른 십이지장경이라는 내시경을 사용합니다.

ERCP는 치료 내시경 시술의 일종으로 진정(수면) 내시경으로 시행되는데, 시술 중 환자는 편안함과 이완을 위해 진정제를 투여 받습니다. 이는 시술 중 불편함과 불안을 최소화하고, 내시경 전문의가 보다 효과적으로 검사를 수행할 수 있게 돕는 역할을 합니다.

ERCP 과정은 입을 통해 식도와 위장을 거쳐 십이지장으로 특수 내시경을 삽입하는 것으로부터 시작됩니다. 내시경이 십이지장과 담관이 만나는 위치에 도달하게 되면, 내시경을 이용해 가느다란 도관을 십이지장 유문부를 통해 담관으로 통과시키며, 성공적으로 관을 넣게 된 후 도관을 통해 조영제를 주입합니다. 이때 조영제는 투시 조영 영상에서 암으로 인해 담관이 막힌 부분을 잘 찾을 수 있도록 돕는 역할을 합니다.

조영제가 담관과 췌관을 채우면 실시간으로 X-레이 이미지가 촬영됩니다. ERCP 시술은 내시경 영상과 방사선 X-레이 이미지를 함께 활용해서 췌관과 담관의 상태에 관한 자세한 정보를 제공하며, 내시경 전문의가 악성종양으로 인해 담관이 막힌 부분을 식별할 수 있도록 합니다.

췌장암이나 담관암으로 인해 담관이 막힌 부분을 발견하면 가이드선을 통과시키고 십이지장 유두부 입구를 자른 후 배액을 위한 도관을 삽입합니다. 이때 사용되는 도관의 종류로는 ERBD라고 하는 플라스틱 스텐트, SEMS라고 하는 자가 팽창형 금속 스텐트 등이 있습니다(그림 4-1-3). 또한 검사 소견상 심한 염증이 동반되어 있거나 찌꺼기 등으로 담즙 배액이 원활하지 않은 경우에는 ENBD 라고 하는 경비 배액관을 삽입하기도 합니다.

A

B

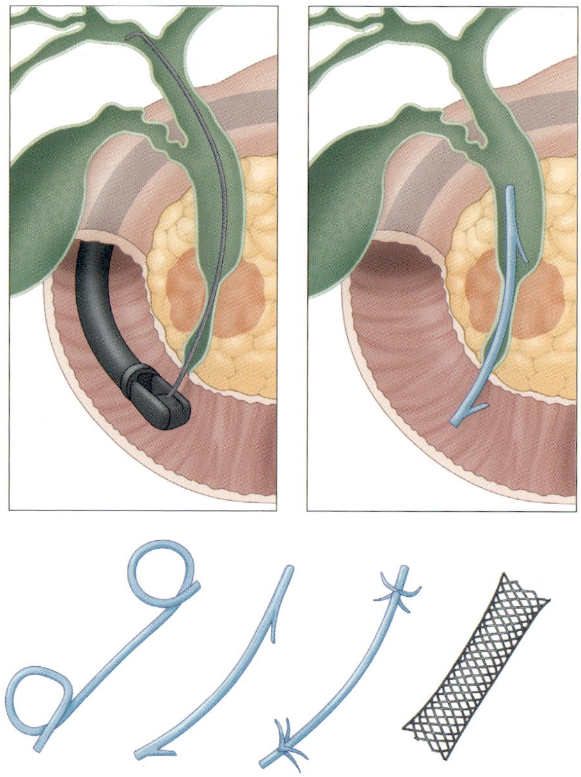

그림 4-1-3 ERCP를 통한 내시경 담관 배액관 삽입술(A), 다양한 형태의 내시경 담관 배액술 스텐트(B)

ERCP 후에는 진정제나 마취에서 안전하게 회복되고 있는 지의 여부를 확인하기 위해 일정 기간 동안 환자의 상태를 추적합니다. 보통의 경우, 시술 후에 추가로 X-ray 및 혈액 검사를 시행하며, 비정상적 증상이나 합병증이 발생하는 지의 여부를 확인하기 위해 일정 시간 동안 환자의 경과를 관찰한 후 식사와 투약의 재개 여부를 결정합니다.

한편 대부분 안전하게 시술이 끝나지만 5% 내외의 환자에게서 다음과 같은 합병증이 발생할 수 있습니다. ERCP 후 췌장염이 발생할 수 있으며, 출혈이나 천공이 나타나기도 하고, 진정 내시경 중 구토로 인한 흡인성 폐렴이 드물게 발생할 수도 있습니다. 이들 대부분의 합병증은 큰 후유증 없이 잘 회복되지만, 패혈증 등 심각한 합병증이 매우 드물게 발생하기도 하므로 시술 도중과 시술 후의 주의 깊은 경과 관찰이 필요합니다. 그리고 이와 같은 합병증을 최소화할 수 있도록 ERCP 내시경 시술을 충분한 경험을 갖춘 내시경 전문가가 적절한 설비를 갖춘 의료 기관에서 시행하는 것이 일반적입니다.

초음파 내시경 유도하 배액술도 ERCP 와 비슷한 과정이지만, 사용되는 내시경 기기 및 담도의 접근 방법에서 차이를 보입니다. 초음파 내시경 배액술은 투시 조영 장치가 아닌 초음파 장치가 달린 특수 내시경을 이용하게 되며, 십이지장 유두부가 아닌 십이지장 또는 위장을 통해서 세침 바늘을 이용하여 담관을 천자(puncture)한 후 도관을 삽입합니다. 이 방법은 ERCP 보다 좀 더 난이도가 높으며 합병증 발생의 위험성도 더 높고 더 침습적이기 때문에 ERCP를 통해 시술이 어려운 경우에 한해 선택적으로 시행하고 있습니다.

한국 췌장암 진료 가이드라인에서는 폐쇄성 황달이 발생한 절제 가능한 췌장암 환자에게 수술 전 담관배액술이 필요한 경우, 내시경 담관배액술을 고려하도록 권고하고 있으며, 수술 전 선행 보조 치료 예정인 환자에서도 금속 스텐트 등의 내시경 담관배액술을 고려하도록 하고 있습니다. 마찬가지로 간외담관암 진료 가이드라인에서도 절제 가능한 간외담관암에서는 필요한 경우에 선택적으로 담관배액술을 고려하도록 권고하고 있습니다.

(출처: 2021 한국 췌장암 진료 가이드라인, 2023 간외담관암 진료 가이드)

02 배액술(경피경간) 초음파를 이용한 배액술

고려대학교 안암병원 영상의학과 곽정원 교수

췌장암과 담도암의 경우, 크기가 커지면서 하부 담도를 막게 되면 폐쇄성 황달이 올 수 있습니다. 폐쇄성 황달은 간에 담즙 정체성 손상, 간세포 괴사, 간세포 재생 장애 등의 합병증을 일으키며, 결과적으로 간기능부전이 생길 위험성을 높이는 것으로 알려져 있습니다. 또한 황달이 생기면 CT나 MRI 검사를 통해 담도의 어느 부분에서 막힌 것인지를 확인하고 경피경간 담즙배액술이나 내시경적 담즙배액술 시행으로 막힌 담즙을 제거합니다.

유럽 위장관내시경학회와 미국 위장관내시경학회 등의 가이드라인에 따르면, 일상적 수술 전 담즙배액술은 추천되지 않지만 담도염으로 인한 고열과 오한이나 가려움 등의 증상이 있는 심한 황달과 수술 지연 등의 특수 상황에서는 내시경 접근이나 경피경간 접근을 통한 수술 전 담즙배액술의 선택적 실시를 권고하고 있습니다.

❶ 수술 전 담즙배액술의 경로

수술 전 담즙배액술의 대표적 경로로는 내시경 접근을 통한 배액과 경피경간 천자를 통한 배액이 있습니다. 내시경 배액은 담도염이나 췌장염 같은 합병증을 발생할 수 있고, 경피경간 배액은 간을 찔렀을 때 담즙이 다른 곳으로 퍼지는 문제가 발생할 수 있습니다. 대부분의 경우, 처음 시도하는 것은 내시경 배액이지만, 환자에 따라 경피경간 배액을 해야 하는 경우들도 있습니다.

❷ 경피경간 담즙 배액술

경피경간 담즙배액술은 대부분 영상의학과의 인터벤션실에서 진행됩니다. 이때 영상의학과 선생님은 시술 전 찍은 CT 나 MRI를 보고 담도의 막힌 부분으로부터 늘어나 있는 담도를 확인합니다. 그리고 환자가 인터벤션실의 침대에 누운 후 환자의 복부에서 초음파를 보면서 담즙배액관을 넣을 위치를 찾습니다(그림 4-2-1).

그런 다음 배액관을 넣을 위치에 국소 마취를 하고 초음파와 투시 유도를 하며 가는 바늘을 간 안에 있는 담도에 닿을 때까지 삽입합니다. 그렇게 바늘이 담도에 도달하게 되면 조영제를 사용해서 담도에 잘 들어갔는지를 확인하고, 배액관을 넣은 후 담즙이 잘 흘러나오는 지의 여부를 확인합니다.

배액관을 삽입할 때 간 내 혈관 손상으로 인해 출혈과 피하혈종이 생길 수 있으며, 대부분의 경우에는 그 정도가 경미하지만, 출혈이 멈추지 않는 드문 경우에는 추가적으로 혈관색전술이 필요할 수도 있습니다. 또 드물게 조영제나 국소 마취로 의한 알레르기 반응으로써 기침, 두드러기, 피부 발적, 구토증, 신장 기능 저하 등이 발생할 수 있으며, 심한 경우에는 저혈압으로 인해 쇼크 상태가 되는 경우도 있습니다.

시술 후 배액관 삽입 부위에 통증이 발생하는 경우에는 2~3일 정도 진통제를 먹으면 이후에는 대부분 좋아집니다.

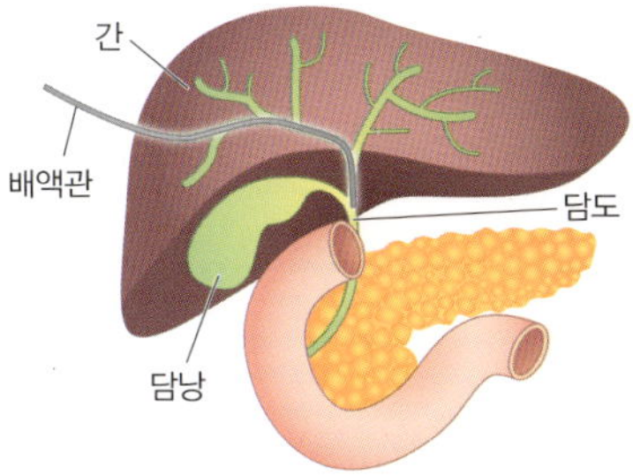

담도 배액관 설치술
PTBD

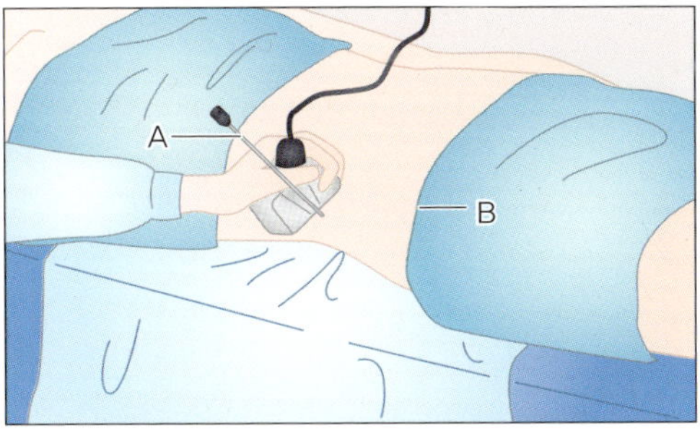

초음파유도하에서 우측 상복부를 천자

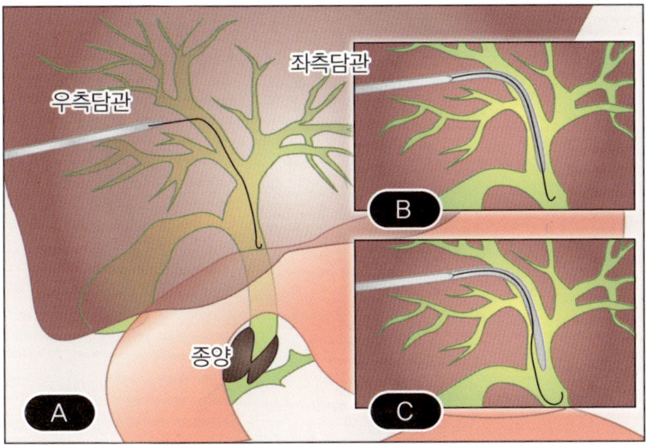

담관으로 유도철사를 삽입하고 철사를 따라 배액카테터를 담관에 위치시킴

그림 4-2-1. 경피경간 담즙배액술

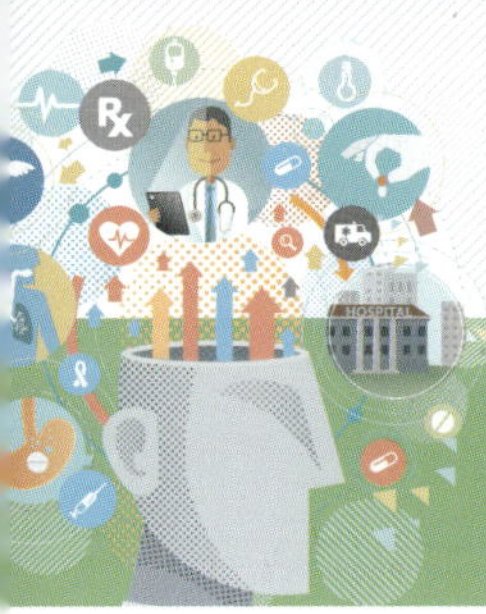

03 수술 전 영양 관리

삼성서울병원 외과 한인웅, 윤소정 교수

❶ 췌장 및 담낭/담도암에서 수술 전 영양의 중요성

췌장 및 담낭/담도암의 수술을 앞둔 환자들은 수술 전 본인의 영양 상태가 수술 후 결과에 영향을 주는지에 대해 매우 궁금해합니다. 수술을 위해서는 몸의 일부분을 제거하고 그 영향을 최소화하여 회복하는 과정이 필수적이므로, 어떤 종류의 수술이든지 수술 전 영양 상태에 대해 평가하고, 그에 맞추어 영양 지원을 하는 것이 수술 후 더 좋은 결과를 얻는 일에 도움이 됩니다. 특히 췌장 및 담낭/담도는 우리 몸의 영양분 소화 및 흡수에 중요한 역할을 담당하기 때문에 췌장 및 담낭/담도암으로 고통받는 환자들은 수술 전 영양 상태가 다른 암수술 환자에 비해 회복에 있어서 더욱 중요합니다. 따라서 수술 전 여러 방법을 통해 영양 상태를 개선하면, 수술 후 회복을 촉진하고 여러 합병증도 예방할 수 있으므로, 삶의 질뿐만 아니라 수술 후 장기생존율을 높이는 데에도 도움될 수 있습니다.

❷ 췌장 및 담낭/담도암 환자에서 생길 수 있는 수술 전 영양 문제

1) 폐쇄성 황달(담도 폐색)

췌장 및 담낭/담도암은 그 종양의 위치적 특성으로 인해 담도가 막힐 수 있으며, 그로 인해 발생하는 황달의 경우, 장기간으로 지속되면 담즙이 소화기관으로 원활히 흐르지 못해 영양소의 소화와 흡수에도 지장을 주게 됩니다. 또한 황달은 가려움증으로 인해 식욕 자체를 감소시켜 영양상태를 더욱 악화되게 만듭니다. 따라서 수술 전에 내시경 시술이나 외부 배액술로 황달을 조절하는 것은 환자의 영양상태 개선과 삶의 질을 향상하는 부분에도 중요합니다.

2) 췌장 외분비 기능 장애

췌장은 탄수화물, 단백질, 지방을 소화하는 여러 효소를 분비하는 기관입니다. 따라서 췌장 종양이 췌장 내 위치한 췌장관을 막게 되면, 췌장에서 생성되는 소화효소가 십이지장으로 배출되는 것을 막아 영양분의 흡수장애 및 소화불량을 일으킵니다. 또한 췌장관이 오랫동안 막히면 췌장염이 발생할 수 있으며, 이는 췌장세포를 파괴하여 결국 췌장이 위축되는 결과를 초래할 수 있습니다. 그리고 이러한 췌장염은 향후 췌장 외분비 기능의 영구적 장애를 일으킬 수 있습니다.

〈췌장 외분비 기능 장애의 대표적 증상들〉

- 복부 팽만
- 과도한 가스(트림이나 속이 부글거림)
- 잦은 배변
- 가라앉지 않고 물에 뜨는 변
- 묽은 변
- 체중 저하
- 식후 경련성 복통
- 지방 또는 기름기 있는 변
- 냄새가 심한 변이나 가스
- 밝은 황갈색 또는 노란색 변
- 소화불량

3) 근감소증(sarcopenia), 근감소증 동반 비만(sarcopenic obesity)

최근 CT 등 영상학적 검사의 발달로 인해 수술 전 체내 구성의 분석, 특히 전신 근육량 및 지방량의 측정이 가능하게 되었습니다. 근육량의 감소인 근감소증 환자에서 여러 연구를 통해 간담췌 악성질환의 합병증 및 생존에 있어 불량한 예후 인자임이 보고되고 있습니다. 특히 근감소증을 동반한 비만환자의 경우, 과도한 지방과 세포 외 수분의 존재로 인해 근육

손실을 간과하는 경우가 빈번하므로 주의가 필요합니다. 또한 근감소증에 있어서도 필요한 경우에는 수술 전 영양 공급과 수술 전 재활 등을 통한 적극적 교정을 실시해야 합니다.

4) 암 악액질(cancer cachexia)

악성종양은 암 자체의 생물학적 특징과 앞서 설명한 여러 이유로 인해 영양 불량을 일으킵니다. 따라서 환자들에게서 심각한 체중 및 근육량 감소가 나타나며, 췌장암 환자들의 경우, 많으면 80%까지 이환되는 것으로 알려져 있습니다. 또한 염증반응이나 단백질 대사의 변화, 골격근 및 지방량 감소, 오심, 흡수장애, 신경호르몬계 변화 등을 함께 동반하며 사망률 역시 증가시킵니다. 이는 종양의 생물학적 특성 외에도 기계적 폐쇄로 인해 발생하는데, 수술 전 영양 평가를 통해 암 악액질 여부에 대한 진단이 필요하며, 경우에 따라서는 수술 전 교정 역시 고려해야 합니다.

❸ 췌장 및 담낭/담도암 환자에서 수술 전 영양 평가

- 수술 전 영양평가의 목적은 영양 불량 상태인 환자를 찾아내서 수술 후 합병증이 발생할 가능성이 큰 환자들에 대해 영양 공급 및 수술 전 재활을 통해 수술 후 합병증 및 사망률을 낮추기 위함입니다.
- 영양 선별 검사에서는 간단한 영양 섭취 관련 과거의 이력을 살피고 신체 계측을 진행하며, 기초혈액검사를 통해 영양 공급 여부를 결정하거나 영양 평가 여부를 결정하게 됩니다. 영양 평가는 선별검사를 통해 영양 공급이 결정된 환자들을 대상으로 영양 상태를 정확히 파악함으로써 영양 공급의 기본자료로 활용하거나 선별검사를 통해 영양 결핍의 위험성을 갖고 있는 환자의 영양 공급 결정 수단으로 활용될 수 있습니다.

❹ 췌장 및 담낭/담도암 환자에서의 맞춤형 영양 공급

- 췌장암, 담낭/담도암 수술 예정 환자의 최대한 빠른 건강과 신체기능 회복을 위해 수술 전 영양 공급을 실시합니다. 여러 연구를 통해 수술 전 영양 상태가 불량한 환자들의 경우, 영양 공급을 하는 것이 효과가 있다는 보고가 있었으며, 따라서 수술 전 영양 문제가 있거나 수술 후 영양 문제가 발생할 위험성이 있는 환자를 찾아서 그에 알맞은 수술 전 영양 지원 등의 대비를 하는 것이 중요합니다. 이를 통해 수술 후 있을 합병증과 사망을 최소화하는 동시에 건강을 되찾고 유지하는 일이 가능하기 때문입니다.
- 이때 영양 공급은 여러 방법으로 이루어질 수 있는데, 경구 및 경장 영양은 경정맥 영양에 비해 장의 기능을 보존하고 감염을 줄일 뿐만 아니라 비용효과적 측면에서 우선적으로 권장되는 방법입니다. 많은 연구에서 경구로 영양 공급을 하는 것이 경정맥 영양 지원보다 보다 생리적이며, 장내 면역과 세균총 유지에 도움이 되며, 수술 후 감염이나 패혈증 등의 합병증을 줄여줄 수 있는 것으로 보고되고 있습니다.
- 혈청 알부민이 2.5 mg/dL 미만이거나 수술 전에 체중의 10% 이상 감소를 겪은 심각한 영양 불량 환자들은 수술을 1~2주간 연기하고, 적극적 영양 치료를 통해 영양 상태를 개선해야 합니다. 또한 혈청 알부민이 2.5~3 mg/dL 또는 체중 감소가 5~10%인 중등도 영양 결핍을 보이는 경우에도 수술 전에 적절한 영양 공급이 필요합니다. 이때 면역 영양은 간 수술에 비해 감염성 합병증이 줄어드는 등의 임상적 효용성이 보고되어 수술 전후 7일 정도에 투여를 고려할 수 있으며, 간 절제술과 마찬가지로 마취 전 2시간까지 탄수화물 보충제를 공급하는 것이 추천됩니다.

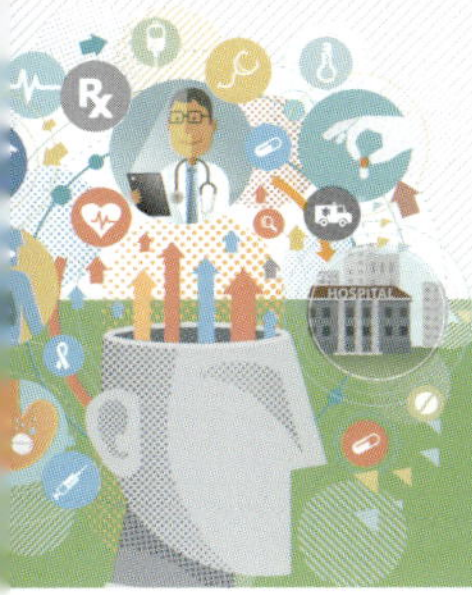

04 기타 수술 전 관리

고려대학교 안암병원 외과 유영동 교수

요즘에는 평균수명이 증가하고 각종 유해환경과 질병이 우리의 건강을 위협하고 있어 여러 다양한 수술을 받는 경우가 예전보다 증가했다. 누구나 보통 평생 한 번 이상의 수술을 경험하게 될 수 있는데, 본 글을 통해 특히 암 수술 전에 준비하거나 주의해야 할 사항을 살펴봄으로써 큰 불편함과 합병증 없이 수술을 잘 이겨내는 데 도움이 되고자 한다.

우선 수술 전 의료진과의 소통은 수술의 성공과 환자의 안전을 위해 매우 중요하다. 이때 의사, 간호사, 영양사 등의 의료진과 적극적으로 소통하여 수술에 대한 이해를 높이고 질문이나 우려사항을 해결하는 것이 중요하며, 수술 일정, 수술 종류, 예상되는 수술 시간과 수술 후의 회복 계획 등을 자세히 파악하는 노력 역시 필요하다.

수술이 예정되면 기저질환이 있는 사람들은 경과를 체크 및 관리한 후 수술을 진행하는 것이 바람직하다. 고혈압 조절, 울혈성 심부전, 당뇨 등의 적절한 수술 전 치료는 질병의 정도를 감소시키고 수술 전후의 이환율과 사망률 감소에도 역시 도움될 수 있다. 또한 기존 복용 약물 중 항응고제가 있다면 의사에게 이를 미리 알리고 상의해서 복용을 중단할 지의 여부를 결정하도록 한다. 최근 심뇌혈관 질환이 늘어나면서 혈관이 막히는 것을 방지하기 위한 약들을 복용하는데, 수술 시에는 이 약들이 수술 부위의 지혈이 잘 안 되도록 만드는 부작용이 있으므로 일정 기간 복용을 중단해야 하는 경우가 있으며, 약이 중단되지 않은 경우에는 뜻하지 않게 수술이나 시술이 연기될 수도 있다. 그리고 이전에 투여 받았던 약물에 대한 알레르기 증상이나 오심 구토 경험, 다른 마취와 관련된 합병증이 있다면, 이 같은 사실을 병원 조사 시에 의료진에게 알림으로써 더욱 안전한 마취가 진행되도록 해야 한다.

한편 수술 전 영양 상태를 최적화하여 수술 후의 회복속도를 높일 수 있다는 점 역시 주목해야 한다. 이를 위해 고단백, 고열량, 영양소가 풍부한 식품을 섭취는 것이 좋으며, 수술 전 영양사와의 상담을 통해 식단을 조절하고 수술 전 몸 상태를 최적화하는 것이 바람직하다.

또한 기존에 흡연을 하던 사람들은 금연 기간을 거친 다음 수술을 받는 것이 폐나 심혈관 합병증 예방에 도움된다. 흡연은 우리 몸의 각 장기에 여러 해를 끼치는데, 가장 대표적으로 영향을 받는 곳이 바로 폐와 혈관이다. 흡연은 혈액 순환에 부정적 영향을 미치면서 폐 분비물의 양과 점도를 증가시키고, 분비물을 배출하는 섬모의 운동을 저하하기 때문에 폐렴과 호흡부전의 위험성을 증가시킬 수 있다. 또한 기도의 과민성 역시 증가시키기 때문에 전신마취 중 기관을 삽관할 때 후두 경련과 기관지 경련의 위험성을 높여 심각한 합병증을 일으킬 수도 있다. 담배에 포함된 니코틴은 혈관이 좁아지게 하는 역할을 해서 우리 몸의 혈류를 저하함으로써 심장이나 뇌 기능에 문제를 일으키거나 수술 부위의 회복을 지연시킬 수 있으므로, 흡연자의 경우에는 수술 전 최소 4주 이상의 금연이 요구된다.

일반적으로 수술 후에는 폐활량이 저하되는데 특히 어느 정도 수술 시간이 요구되는 췌장 및 담도암 수술 후에는 가래를 잘 낼 수 없게 되기 때문에 폐 안에서 산소와 이산화탄소의 교환 즉, 환기를 할 수 없게 되거나 폐가 부풀어 오르지 않는 상태(무기폐)가 되는 합병증이 발생하는 경우가 많다. 이를 방지하기 위해서는 수술 전부터 호흡 훈련을 실시하여 조금이라도 폐의 기능을 높여 두는 것이 중요하다. 이때 호흡과 관련된 근육의 근력을 단련하기 위해서 '인센티브 스파이로미터'라는 기구를 사용하는데, 이는 가볍고 휴대하기 편한 기구로 입원 전부터 집에서 호흡 훈련을 할 수 있도록 돕는 역할을 한다(그림 4-4-1). 또한 수술 후에도 수술 전에 정했던 기준을 목표로 해서 훈련을 계속하면 좋다.

음주도 간 기능을 저하하고 수술 부위의 염증을 증가시켜 상처의 회복을 지연시킬 수 있으므로 수술이 예정되면 금주 또한 해야 한다. 또한 전신마취 시 많이 흔들리는 치아가 있으면 기관 삽관이나 발관 중에 치아의 손상이 발생할 수 있으므로, 가능한 한 미리 치료를 받고 의료진에게 알려서 주의할 수 있도록 해야 한다.

한편 입원 후 수술 전까지는 일정 기간 금식을 해야 하는데, 이는 위를 비움으로써 마취 유도 시에 발생할 수 있는 흡인성 폐렴을 방지하기 위함이다. 여러 마취제 투여로 인해 기도를 보호하고 흡인을 막아주는 정상적 반사작용도 소실돼 있기 때문에 위와 연결된 식도를 통해 음식물이나 위산이 역류하면 근처에 있는 기도를 통해 폐로 들어가 흡인성 폐렴이 발생할 수 있다. 이는 저산소증 호흡부전 등을 초래할 수 있으므로, 환자에게 매우 치명적일 뿐만 아니라 치료도 어려워 수술 관련 사망의 대표적 원인이 되기도 한다.

금식 시간은 보통 물이나 건더기가 포함되지 않은 주스 같은 맑은 액체의 경우 2시간, 우유나 간단한 식사의 경우에는 6시간, 튀김이나 육류가 포함된 일반식사는 8시간 이상이 국제적인 권고 사항이지만, 수술의 종류나 환자의 상황에 따라 그 시간이 다를 수 있으며, 위장관 운동 장애, 당뇨환자, 산모, 비만, 기도 관리의 어려움이 예상되는 환자 등에서는 더욱 엄격한 관리를 필요로 한다. 최근에는 수술 후 회복과 불안감 해소를 위해 일반적 수술의 경우 금식 시간을 너무 길게 하지 말자는 의견들도 있다. 보통의 지침은 금식 시간이 길고 간단한 경우가 대부분이며, 이는 금식과 관련된 시간이나 지침이 너무 복잡하다 보면 착오가 발생하기 쉽고, 금식 시간을 정확히 지키지 않게 되는 경우도 많이 발생하기 때문이다. 따라서 수술이 예정된 환자는 각 병원의 지시사항을 잘 따르고 위 배출이 쉽도록 마지막 식사를 가볍게 하는 것이 좋다.

췌장 및 담도암 진단은 많은 스트레스와 불안을 유발할 수 있으며, 수술과 회복 과정 또한 정신적으로 힘든 시기가 될 수 있으므로, 수술 전 긴장과 스트레스 관리가 중요하다. 따라서 수술 전에는 가족이나 친구들과의 소통을 통해 심리적 지지와 안정을 얻고, 필요 시에는 전문가의 심리 상담을 받아 자신의 감정을 이해하고 효과적으로 관리하는 것이 좋다.

또한 수술 전 적당한 운동을 유지하는 것이 좋으며, 근력 운동과 유산소 운동을 적절히 조절함으로써 근력을 유지하고 체력을 향상시키는 것이 추천된다. 암 수술을 앞두고 운동을 해야 하는 이유는 '암 피로' 감소, 항암·방사선 치료에 대한 거부감 감소, 수술 후 빠른 기능 회복과 사망률 감소 등에 도움이 되기 때문이다. 국내에서는 암 수술 전 운동이 생소하지만 미국이나 영국에서는 그 중요성이 잘 알려져 있다.

한편 암 피로란 암 환자가 쉽게 무기력해지고 잠을 잘 못 이루며 피로감을 호소하는 증상을 의미한다. 암 환자의 약 90%가 암 피로를 호소하는데, 이는 암에 대한 반응으로 몸에서 분비되는 염증물질 등이 원인이 되어 발생하는 것이다. 따라서 암 수술을 앞두고 있다면 꾸준한 운동으로 체

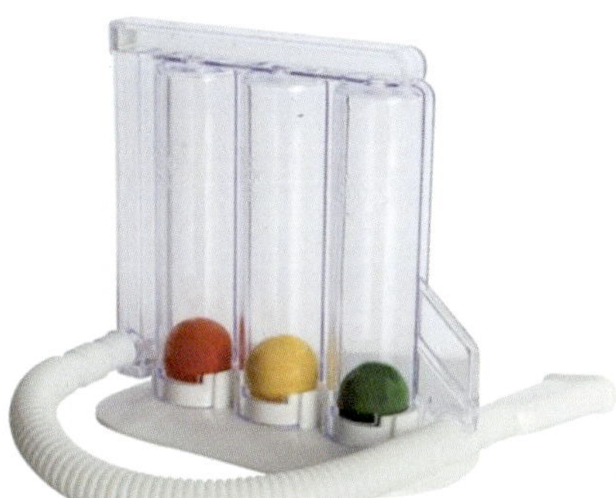

그림 4-4-1. 인센티브 스파이로미터(incentive spirometer)

력과 심폐 기능을 향상해야 암 피로가 덜해지고, 그렇게 피로가 줄어들게 되면 항암이나 방사선 치료도 덜 힘들어 하기 때문에 운동을 하지 않은 환자보다 더 좋은 예후를 보인다.

또한 암 수술을 하면 전신이 조금씩 쇠약해질 수밖에 없기 때문에 수술 전 운동으로 몸을 만들어 두면 체력을 미리 비축할 수 있다. 운동은 암 수술 후에도 필요한데, 수술로 몸과 마음이 힘든 환자가 운동을 시작하는 게 쉬운 일은 아니기 때문에 가급적 수술 전에 미리 운동 습관을 들여 놓는 것이 바람직하다. 그러나 이때에도 과도한 운동은 피해야 하며, 의사의 안내에 따라 적절한 운동을 실시하는 것이 좋다.

암 수술 전 주의사항

- 기존에 복용하던 약이 있다면 의료진에게 알린다.
- 수술 후의 회복 속도를 높이기 위해 수술 전 영양상태를 최적화 한다.
- 수술 전에 금연하고 폐 합병증을 예방하기 위해 심호흡과 기침을 연습한다.
- 수술 후 원활한 회복 및 간기능 저하 예방을 위해 금주한다.
- 입원 후 의료진이 안내하는 대로 수술 전 금식을 실시한다.
- 수술 전에는 긴장과 스트레스를 관리하는 것이 중요하다.
- 근력을 유지하고 체력을 향상시키기 위해 수술전 적절한 운동을 유지한다.

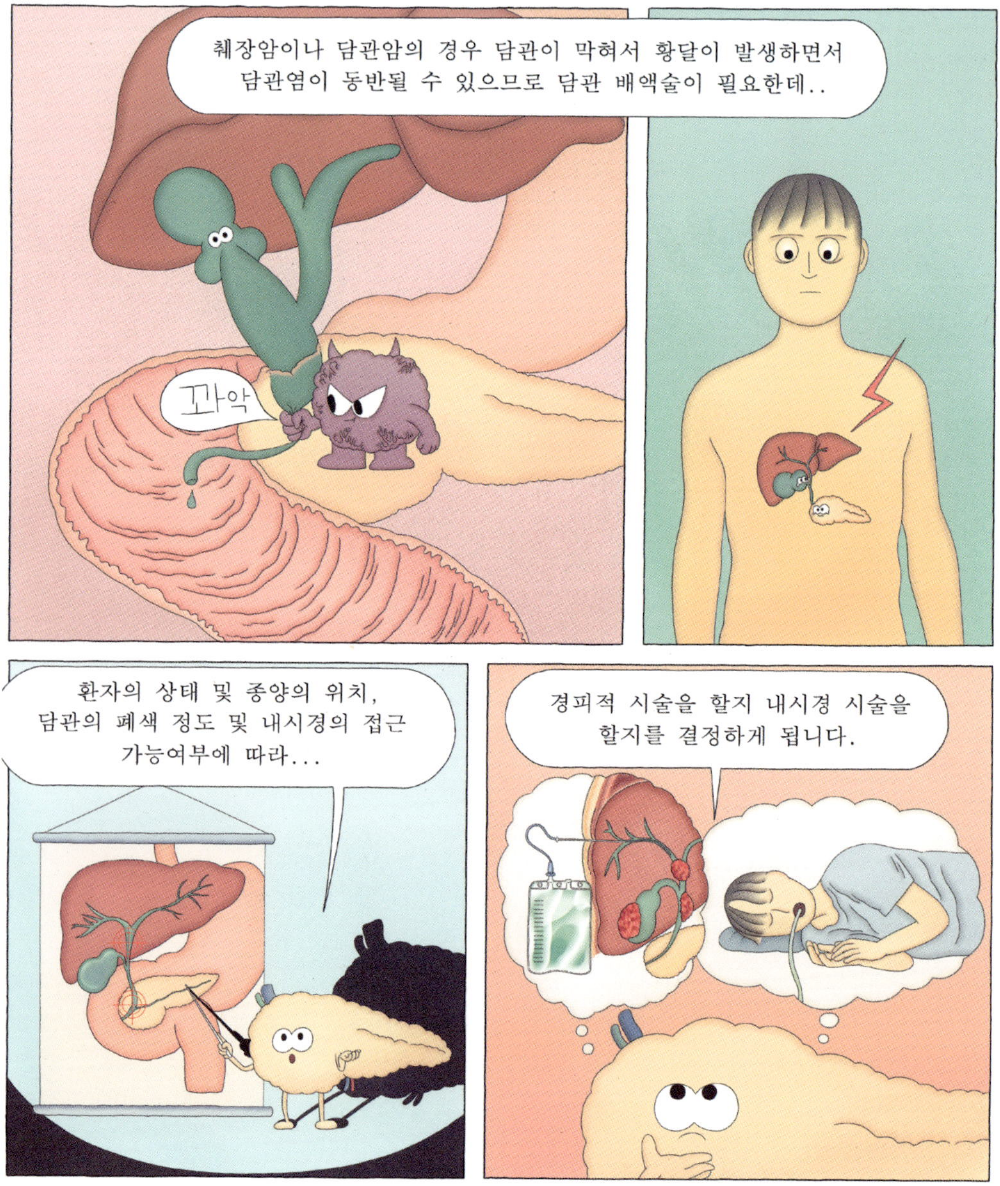
췌장암이나 담관암의 경우 담관이 막혀서 황달이 발생하면서
담관염이 동반될 수 있으므로 담관 배액술이 필요한데..
꼬악
환자의 상태 및 종양의 위치,
담관의 폐색 정도 및 내시경의 접근
가능여부에 따라...
경피적 시술을 할지 내시경 시술을
할지를 결정하게 됩니다.

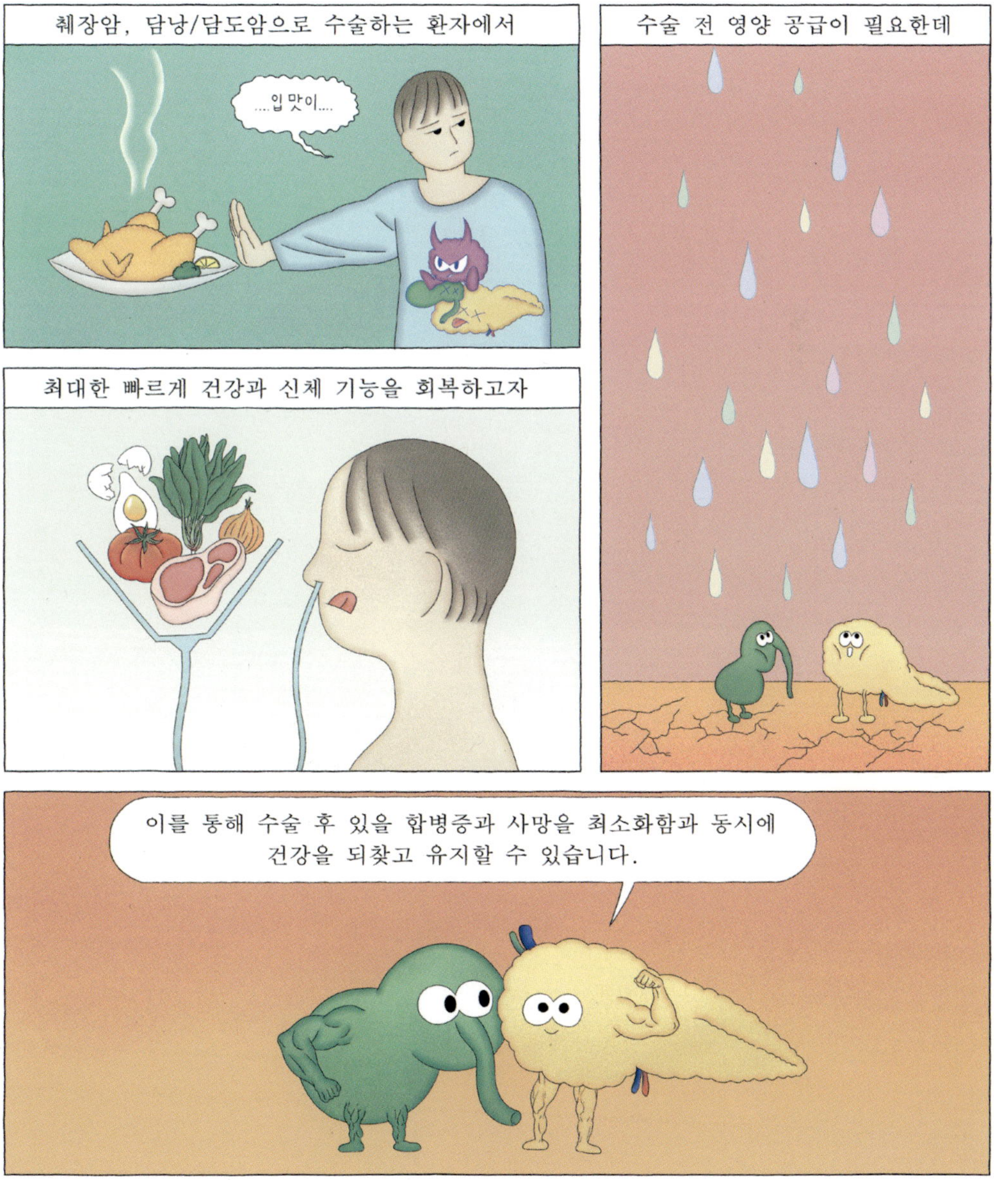
췌장암, 담낭/담도암으로 수술하는 환자에서
....입맛이....
최대한 빠르게 건강과 신체 기능을 회복하고자
수술 전 영양 공급이 필요한데
이를 통해 수술 후 있을 합병증과 사망을 최소화함과 동시에
건강을 되찾고 유지할 수 있습니다.

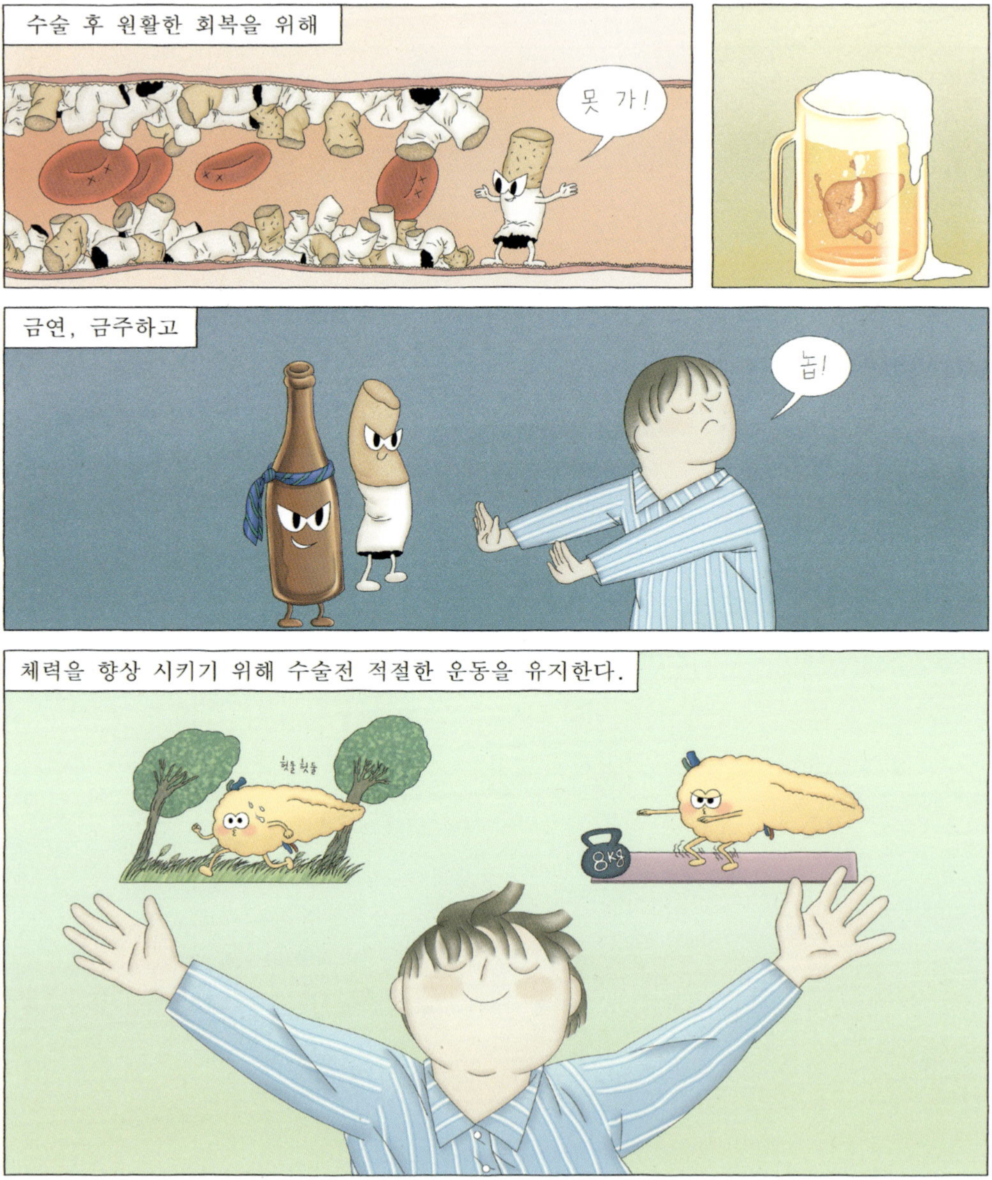
수술 후 원활한 회복을 위해
못 가!
금연, 금주하고
놉!
체력을 향상 시키기 위해 수술전 적절한 운동을 유지한다.
헛둘 헛둘
8kg

PART 5

췌장암 및 담낭암/ 담도암 수술 방법 (외과적 치료)

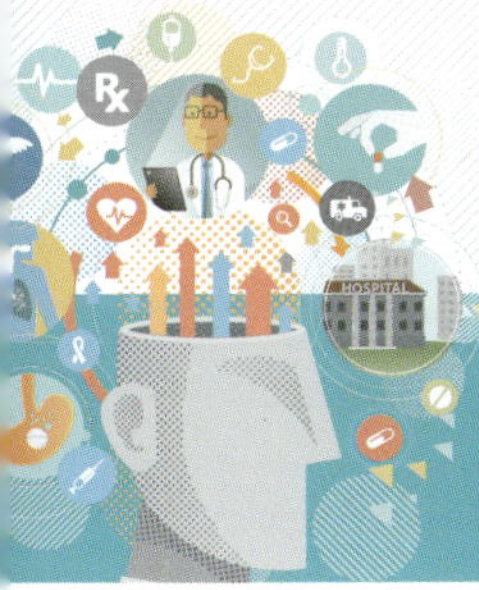

01

췌장암의 수술 방법

서울대학교 분당서울대 병원 외과 윤유석 교수

췌장암의 치료 방법으로는 주로 수술, 항암화학요법, 방사선 치료가 있으며, 암의 진행 정도와 환자의 건강 상태에 따라 적절한 방법으로 결정됩니다. 췌장암을 완치하기 위해서는 수술로 암을 제거하는 것이 필수적이나 수술이 가능한 경우는 암의 발생 범위가 췌장에 국한된 20% 정도에 불과합니다. 대부분의 경우에는 암이 췌장에서 다른 장기로 전이되었거나 췌장 주변의 중요 혈관을 침범하기 때문에 수술이 불가능합니다. 이는 췌장이 배 속 깊숙이 위치해 있어서 암이 상당히 진행될 때까지 증상이 거의 나타나지 않을 뿐만 아니라 증상이 나타나더라도 특징적이지 않아서 늦게 진단되기 때문입니다. 최근에는 항암화학요법 후에 수술이 가능해지는 경우가 늘어나고 있지만, 수술 가능 여부는 외과, 내과, 영상의학과, 방사선종양학과 전문의들이 함께 논의해서 결정합니다.

췌장절제술의 절제 범위와 방법은 암의 위치와 주위 장기의 침범 여부에 따라 달라집니다. 전통적으로는 피부를 크게 절개하는 개복 수술을 주로 시행하지만, 최근에는 복강경이나 로봇을 이용한 최소침습수술도 시행하고 있습니다. 최소침습수술은 상처 부위가 작아 수술 후 통증이 적고 회복이 빠르다는 장점이 있지만 모든 환자에게 적용되는 것은 아닙니다. 상처의 크기는 다르지만 배 안에서 이루어지는 수술 범위나 절제되는 장기는 동일하며, 췌장절제술은 다른 수술에 비해 합병증이 많을 수 있으므로, 의료진과 충분히 상의하여 수술 방식을 결정해야 합니다.

췌장암에서 시행되는 대표적인 췌장절제술은 다음과 같습니다.

❶ 췌십이지장절제술

1) 적응증

췌장의 머리 부위에 생긴 암 치료를 위해 시행됩니다.

2) 수술방법

췌장의 머리 부분과 담도, 담낭(쓸개), 십이지장, 소장의 일부를 절제합니다. 경우에 따라 위의 일부도 절제하는데 이를 **휘플씨 수술**이라고 합니다(그림 5-1-1). 반면 위를 보존하는 경우는 **유문보존 췌이십이지장절제술**이라 하며 “유문”은 위와 십이지장이 연결되는 부분을 의미합니다(그림 5-1-2).

췌장 머리 부분에는 간동맥, 상장간동맥, 간문맥(위장관에서 나온 혈액이 간으로 들어가는 큰 혈관)이 지나가는데, 암이 이 혈관의 일부를 침범한 경우에는 이를 자르고 연결하기도 합니다.

절제 후에는 남은 췌장과 담도, 십이지장 또는 위를 소장에 연결합니다. 이렇게 하면 췌장액과 담즙 같은 소화효소와 섭취한 음식물이 소장을 통해 내려갈 수 있게 되므로 소화 기능을 유지할 수 있습니다.

3) 수술 후 주요 합병증

췌십이지장절제술을 할 경우, 여러 장기를 절제해야 하고 췌장두부 주변에 중요한 혈관들이 많이 위치해 있기 때문에 이들 혈관들이 손상될 경우에는 대량 출혈의 위험성 역시 있습니다. 또한 절제 후 세 군데를 연결해야 하므로 기술적으로도 어려울 뿐만 아니라 시간이 오래 걸리는 수술이기 때문에 합병증의 위험성이 큽니다.

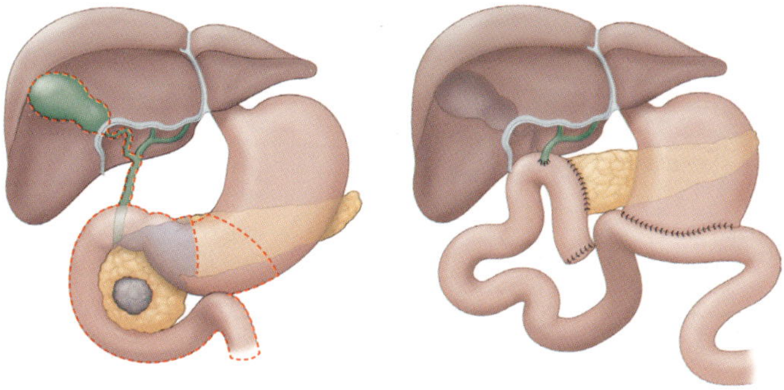

그림 5-1-1. 휘플씨 수술에서 절제되는 장기와 문합 후의 모습(소장을 위에 연결했을 때)

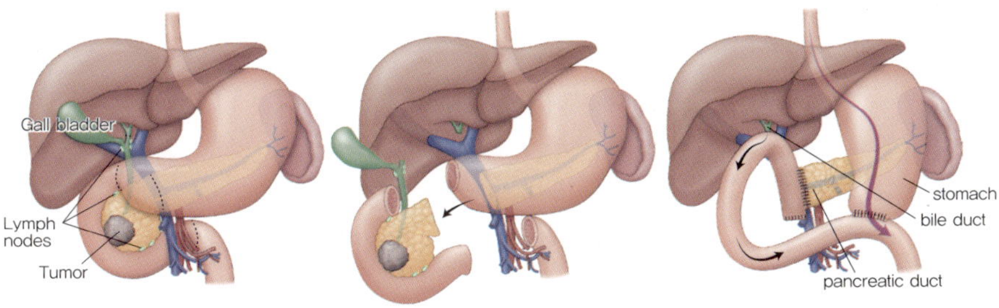

그림 5-1-2. 유문보존 췌십이지장절제술에서 절제되는 장기와 문합 후의 모습(소장을 십이지장에 연결했을 때)

- <u>수술 직후 합병증</u>: 연결 부위에서 췌장액이나 담즙이 새어 나올 수 있고 위가 음식을 소장으로 배출하는 속도가 느려질 수 있습니다. 또한 수술 부위나 복강 내에 감염이나 출혈이 생길 수 있습니다.
- <u>장기 합병증</u>: 췌장, 담도, 십이지장이 절제되면서 소화 기능이 떨어질 수 있고, 췌장의 일부가 제거되면서 당을 조절하는 호르몬이 줄어 들어 당뇨병이 발생할 수 있습니다.

❷ 원위췌장절제술

1) 적응증

췌장의 몸통이나 꼬리에 발생하는 암을 치료하기 위해 시행됩니다.

2) 수술방법

암의 위치에 따라 제거되는 췌장의 부위가 달라질 수 있습니다. 경우에 따라 췌장의 몸통과 꼬리를 모두 절제할 수 있고 꼬리 부분만 제거할 수도 있습니다(그림 5-1-3). 비장은 췌장 꼬리 근처에 있으며, 췌장암이 비장과 떨어져 있어도 비장 주위의 림프절로 전이될 수 있기 때문에 함께 제거합니다. 암이 진행되어 주위에 있는 부신(신장 위에 있는 내분비샘), 소장, 대장 또는 위 일부를 침범한 경우에는 그 장기들도 필요에 따라 추가로 제거할 수 있습니다.

췌십이지장절제술과 달리 남은 췌장을 장과 따로 연결하는 복잡한 수술과정은 필요하지 않습니다. 이는 수술 후 남아있는 췌장 머리에서 만들어지는 췌장액이 십이지장으로 자연스럽게 배출되기 때문입니다.

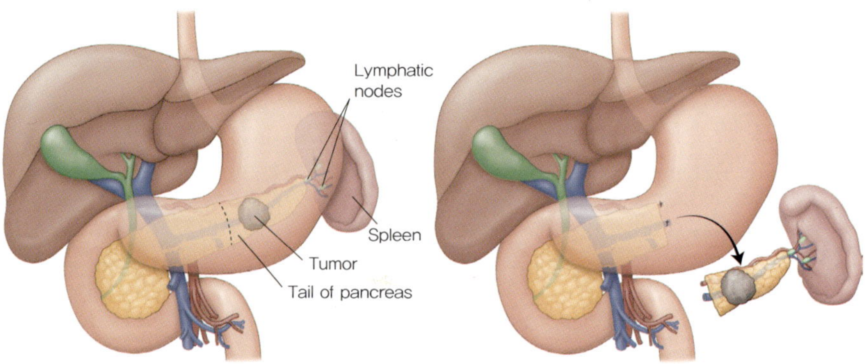

그림 5-1-3. 원위췌장절제술의 수술전과 수술 후 모습

3) 수술 후 주요 합병증

- 수술 직후 합병증: 췌장 절단면에서 췌장액이 샐 수 있고, 수술 부위나 복강 내에서 감염이나 출혈이 발생할 수 있습니다.
- 장기합병증: 당뇨병이 발생할 수 있으며, 이는 절제되는 췌장의 절제양에 따라 차이가 있을 수 있습니다.

❸ 전췌장절제술

1) 수술 적응증

드물지만 암이 췌장 전체에 걸쳐 있을 때 시행하는 수술입니다.

2) 수술방법

췌십이지장절제술에서 절제하는 장기 이외에 췌장의 몸통과 꼬리를 모두 제거하고 대부분 비장도 함께 절제합니다.

남는 췌장이 없기 때문에 췌장과 장을 연결할 필요는 없습니다. 대신 남아 있는 담도와 십이지장이나 위를 소장과 연결합니다.

3) 수술 후 주요 합병증

- 수술 직후 합병증: 췌장이 없으므로 췌장액 누출은 발생하지 않지만, 췌십이지장절제술과 원위췌장절제술에서 나타날 수 있는 합병증이 발생 가능합니다.
- 장기합병증: 남아 있는 췌장이 없기 때문에 췌장에서 생성되는 소화효소와 당조절 호르몬이 전혀 만들어지지 않아 소화 장애와 당뇨병이 발생 가능합니다. 따라서 췌장 소화효소와 인슐린 투여가 필수적입니다.

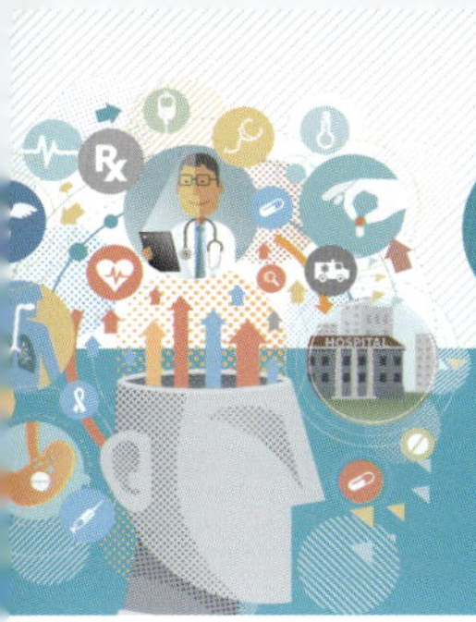

02

담낭암의 수술 방법

중앙대학교병원 외과 이승은 교수

담낭암의 완전한 절제는 환자의 생존율을 높이는 가장 확실한 치료법입니다. 그러나 담낭암은 암이 상당히 진행될 때까지 특별한 증상이 없는 경우가 많기 때문에 담낭암으로 진단받는 환자 중에서 암을 완전히 절제할 수 있는 경우는 많지 않습니다. 한 가지 다행스러운 점은 우리나라의 경우에는 복부 초음파 같은 영상검사를 시행하는 건강검진이 폭넓게 시행되고 있어서 수술적 절제를 할 수 있는 담낭암의 진단이 외국에 비해 많이 이루어지고 있다는 점입니다.

담낭암의 수술적 치료 방법은 담낭암의 진행 정도와 주변 장기 침습 여부와 환자의 전신 상태에 따라서 매우 다양하게 시행될 수 있으며, 표준 수술법에 관한 이견이 있는 병기가 있어서 이 글을 통해 “이런 경우에는 이런 수술이 시행된다”라고 단정 짓기는 어렵습니다. 또한 담낭암의 진행 정도는 조직검사를 통해 알 수 있는데, 담낭암의 조직검사는 수술적 치료 후에 가능하므로 1차 수술을 집행한 후에 조직검사 결과에 따라서 2차 수술이 시행되는 경우도 있을 수 있습니다. 따라서 이 글에서는 담낭암에서 시행될 수 있는 다양한 수술 방법에 대한 간단한 소개만 하도록 하겠습니다. 또한 환자의 상황에 따라서 다양한 수술이 시행될 수 있으므로, 이 글은 참고만 하시고 반드시 간담췌 전문 외과의사와 개별적으로 상담 받으시기를 권고 드립니다.

담낭암의 수술은 담낭절제술에서부터 담낭와(담낭이 붙어있는 간) 쐐기 절제를 포함한 확대 담낭 절제술, 간 부분 절제를 포함한 확대 담낭 절제술, 췌십이지장 절제술, 우간 절제술 등의 여러 방법이 환자의 상황에 따라 다양하게 시행될 수 있습니다.

일반적으로 암세포가 담낭의 점막이나 근육층에 국한된 조기 담낭암인 경우에는 담낭절제술 또는 담낭절제술과 주변 림프절 절제술이 시행될 수 있습니다. 그러나 암세포가 근육층 이상으로 침범한 경우에는 일반적으로 담낭와(담낭이 붙어있는 간) 쐐기 절제를 포함한 확대담낭절제술이 시행됩니다(그림 5-2-1). 최근에는 담낭암이 간 쪽에 있느냐, 간의 반대 방향에 있느냐 하는 암의 발생 위치에 따라서 간절제 실시의 필요성에 관한 여러 이견이 학계 내에 있는 상황입니다. 따라서 근육층 이상으로 침범된 담낭암 중 일부에서는 간 절제가 시행되지 않을 수도 있습니다. 또한 담낭암이 담낭관을 따라서 담도 쪽으로 침습이 되었거나 침습이 의심되는 경우에는 담도 절제와 담관-소장 문합술을 추가로 시행할 수 있습니다(그림 5-2-2). 담낭암이 담낭 전층을 뚫고 우측 간에만 한정해서 침범이 있는 경우, 우간 절제술을 시행하기도 하며, 인접 장기인 위, 십이지장, 췌장, 대장 등을 침범한 경우에는 이러한 장기들을 동반 절제하기도 합니다(그림 5-2-3). 이때 담낭암의 완전한 절제가 이루어지더라도 조기에 재발하는 경우가 많으며, 수술 후 합병증의 발생 가능성 역시 높기 때문에 합병증 치료로 인

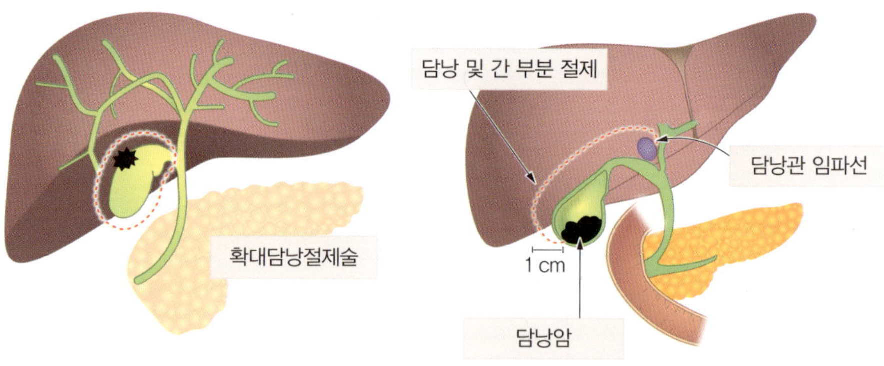

그림 5-2-1. 확대담낭절제술의 수술 범위

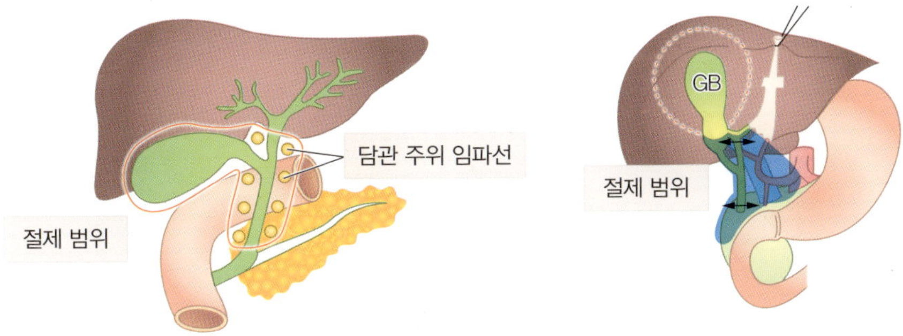

그림 5-2-2. 확대담낭절제술 + 담도 절제술

한 재발을 막기 위해서 항암 치료가 늦게 시행될 가능성이 있습니다. 따라서 광범위한 수술을 시행하기에 앞서 담낭암의 침습 정도와 환자의 기저 질환 및 전신 상태 등을 두루 고려해야 합니다.

최근 전세계적으로 담석이나 용종 등으로 복강경 담낭절제술을 시행 받은 후 조직 검사상 담낭암으로 진단받는 사례가 늘어나고 있습니다. 이러한 경우에도 기본적 수술 방법은 앞서 설명한 바와 같이 담낭암의 진행 정도에 따라서 다양하게 시행될 수 있습니다. 이때 추가 수술의 시행 시기에 대해서는 전세계적으로 확립된 원칙은 없지만, 우리나라 담낭암 진료 권고안에 따르면 진단 직후 바로 시행이 추천되고 있습니다.

그리고 때로는 담낭암을 완전히 절제하는 것이 불가능한 상황이지만 담도 폐쇄 또는 위출구 폐쇄를 동반한 경우, 내시경 시술이나 영상학적 시술이 불가능하거나 효과 없는 상황이 발생할 수 있습니다. 이러한 경우에는 우회술을 통해 담즙이 내려가는 길을 만들거나 음식물이 내려가는 길을 만들어 줌으로써 생존율에는 영향이 없지만 환자의 삶의 질 향상을 기대해 보기도 합니다.

또한 담낭암은 완벽하게 절제했다고 하더라도 다수의 환자에서 재발될 수 있으므로, 수술 후 항암치료 같은 보조적 치료를 병행하는 것이 환자의 생존율을 높이는 방법으로 알려져 있습니다.

담낭을 포함한 우간 절제술

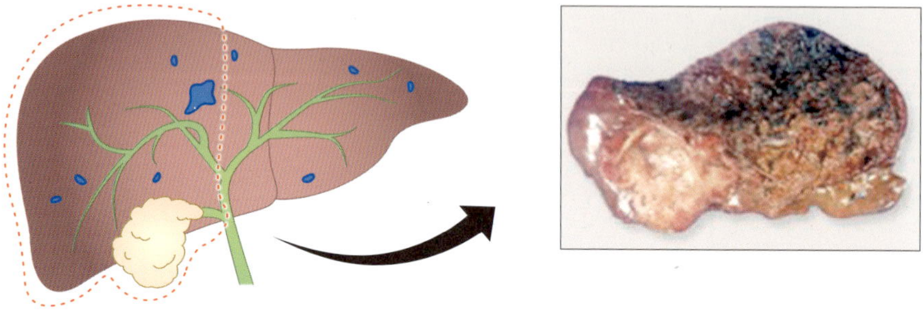

그림 5-2-3. 우간 절제술

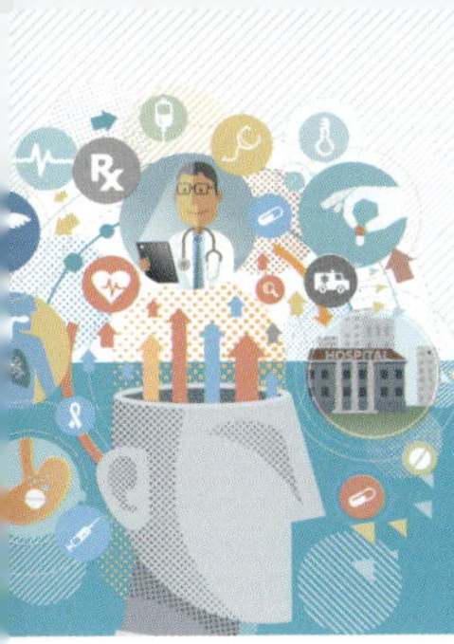

03 담도암 수술 방법

서울대학교병원 외과 박준성 교수

❶ 담도암은 무엇인가요?

담도암은 담관을 관의 안쪽에서 감싸고 있는 담관 상피에서 발생하는 암이며, 간에 있는 담도에 생기면 간내 담도암이 되고, 간 밖의 담도에 생기면 간외 담도암이 된다. 담낭암은 담낭 내벽을 싸고 있는 상피세포에서 발생하는 암인데, 담낭 점막 아래에 있는 혈관과 림프관을 통해 주변 장기인 간으로 잘 침범되고 암의 원격 전이도 빨리 발생한다.

1) 발생 부위에 따라 구분되는 담도암

담도암은 발생 위치에 따라 2가지로 구분된다. 간 안의 담도(담관)에 생기면 간내담도암, 간 밖의 담도에 생기면 간외담도암이 되는 것이다. 간외담관은 담즙이 흐르는 도관인데, 위장관과는 다르게 관이 얇아서 상피세포 바깥쪽의 근육조직이 잘 발달되어 있지 않다. 따라서 간외 담관은 점막에 생긴 암이 담관 밖으로 쉽게 진행된다.

2) 간내담도암

간내담도에 생긴 담도암은 간세포에 생기는 간암과 비슷한 모양으로 발견된다. 즉, 간 조직에서 공간을 차지하는 종괴의 형태로 발견되며, 복부 전산화단층촬영이나 MRI 같은 영상 검사로 담도암과 간세포암은 쉽게 감별 가능하다.

간내담도암은 간외 담도처럼 담즙 흐름의 길목을 막지는 않기 때문에 일반적으로 초기 증상이 없으며, 대부분 종괴가 커져야 증상이 나타난다. 우리나라에서 간내담도암이 생기는 원인은 주로 간 흡충증인데, 종괴가 전이되지 않고 간의 한 곳에 국한되어 있다면 간 절제 수술을 통해 치료한다.

3) 간외담도암

간외담도암은 좌우측 간에 담관이 만나는 간문부암과 간문부 하방의 총담관암으로 나뉘는데, 간문부암이 3분의 2, 총담관암이 3분의 1을 차지한다. 간문부암은 좌우 간내 담관 입구 중 한 곳이 완전히 막혀도 다른 한쪽 간으로 담즙이 흘러나오기 때문에 좌우 간 내 담관 입구가 모두 막힐 때까지 증상을 거의 보이지 않는다. 따라서 암이 상당히 진행된 상태에서 대부분 발견되기 때문에 수술을 할 때 담관뿐만 아니라 간 한쪽을 동시에 절제해야 하는 경우가 많다.

이에 반해 총담관에 발생한 암은 간문부암보다는 비교적 빨리 담관을 막기 때문에 수술적 완치의 기회가 많고 간문부암에 비해 수술 범위도 작다. 하지만 종괴를 형성하는 간내담도암과는 달리 간문부암과 총담관암은 모두 담관벽을 따라 진행되기 때문에 영상 검사에서 예측된 암보다 실제로는 암이 더 많이 진행된 경우가 적지 않다. 그로 인해 수술을 통해 완전히 절제하지 못하거나 수술 후 국소 재발하는 경우가 많다.

❷ 담도암에서 가장 효과적인 치료

담도암 치료의 정답은 수술이라고 할 수 있는데, 이는 수술적 치료법이 발달하고 수술 성적도 좋아졌기 때문이다. 다만 간이나 수술할 수 없는 임파선으로 암이 전이되어 수술을 받을 수 없는 경우에는 항암 약물 치료나 방사선 치료를 수술 전후 보조 치료로 받기도 한다. 또한 황달은 수술을 앞둔 환자나 수술이 불가능한 환자 모두에게 중요하므로 반드시 우선적으로 치료되어야 한다.

1) 수술이 정답이다

담도암을 치료하는 가장 좋은 방법은 수술이며, 환자의 상태나 영상 검사 결과 등을 토대로 수술 가능 여부와 수술 방법을 결정한다.

2) 담도암 수술

1960년대 담도암은 수술 후 합병증과 사망률이 높은 암들 중 하나였는데, 이는 해부학적 구조가 복잡하고 변이가 많아 수술 후의 합병증 발생 위험성과 그에 따른 사망률 역시 높았기 때문이다. 그러나 1980년대 후반부터 수술적 치료법이 발달하고 해부학적 구조에 관한 연구 및 병리적 지식도 축적되면서 수술성적 역시 좋아졌다. 따라서 현재는 담도암 치료에 있어 수술이 가장 중요한 치료법으로 자리를 잡았다. 수술을 결정할 때에는 환자의 연령과 과거력, 현재 치료 중인 질병 상태 및 전신 상태 등을 가장 먼저 고려한다. 이때 수술 전 평가 방법으로는 영상의학적 진단(CT, MRI, PET 등)을 가장 중요하게 활용하는데, 이러한 영상의학적 진단법을 통해 종양의 침습 정도와 위치, 주요 혈관의 침습 여부 및 림프절 전이 등을 판단하며, 이후 종양의 진행 정도에 따라 절제 가능 여부 등을 평가한다.

3) 간내담도암의 수술

간내담도암은 간 안에 있는 담관의 말초부에 발생하는 암으로 황달과 같은 증상이 비교적 잘 나타나지 않아 늦게 발견되는 경우가 많다. 그런 까닭에 수술이 어렵거나 불가능한 경우가 많았지만, 최근에는 건강검진 기회가 많아지고 영상의학이 발달하면서 수술 기회 역시 늘어나는 추세이다. 즉, 간내담도암이라고 하더라도 수술적 치료로 장기적 생존을 기대할 수 있게 된 것이다.

● 수술 적응증

간내담도암은 수술로 근치를 기대할 수 있는 경우에 수술을 시행한다. 이때 다른 담도암의 수술 적응증과 마찬가지로 근치적 절제를 목적으로 하는 수술이라면 타 장기로의 전이와 복강 내 파종이 없어야 한다. 간내담도암은 비교적 간내 전이가 흔하게 발생하므로 수술 전에 영상의학적 검사로 간 절제 가능성에 대해 확인한다. 이때 간을 절제하는 범위가 넓다면 절제 후에 남게 되는 간이 제대로 기능할 수 있는 지의 여부가 중요하다. 남게 되는 간의 기능은 보통 용적으로 예측하는데, 남아 있는 간의 부피가 충분하지 않거나 안전하지 않다고 판단되는 경우에는 절제하게 될 간 문맥에 색전술을 시행한다. 색전술은 암세포가 혈액에 의존해 성장한다는 것을 감안해서 영양분을 공급하는 혈관을 화학물질을 이용해 차단하는 시술이다. 또한 남게 될 간에 혈류를 증가시키고 잔류 간의 부피를 증가시키는 시도 역시 가능하다.

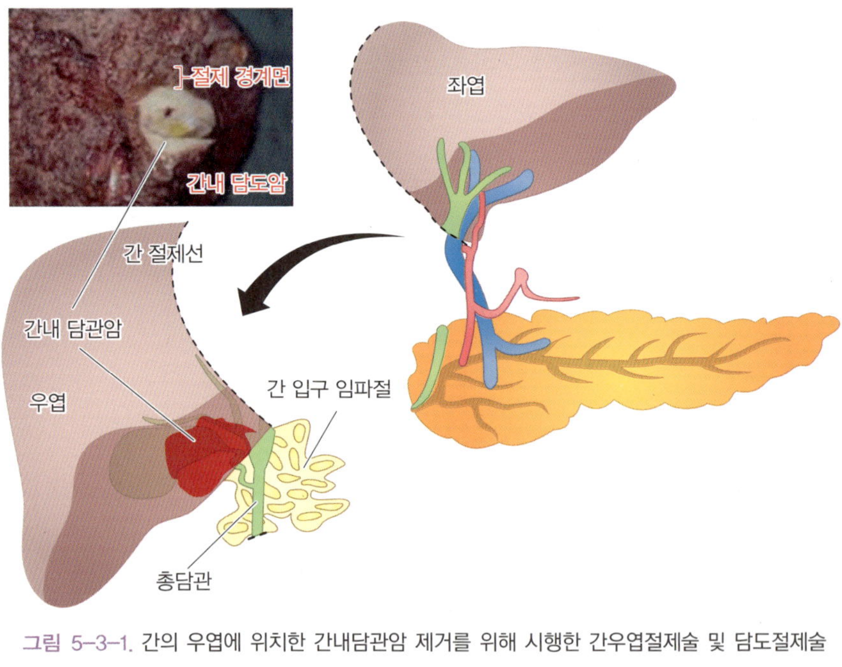

그림 5-3-1. 간의 우엽에 위치한 간내담관암 제거를 위해 시행한 간우엽절제술 및 담도절제술

● **수술 방법**

간내담도암은 기본적으로 병변을 완전히 절제하는 것이 가장 중요하다. 다만 암의 생물학적 특징에 따라 간과 림프절의 절제범위가 달라질 수는 있다. 특히 담관 침윤형인 경우 인접한 간엽과 담도를 하나의 블록으로 절제하고 간문부의 림프절을 절제하는 수술을 한다(그림 5-3-1).

● **수술 후 예후**

완전 절제 여부가 예후를 좌우하는데, 절제가 불가능한 간내담관암의 예후는 불량하지만, 완전히 절제한 경우에는 5년 생존율이 25~50%에 이른다. 반면 완전히 절제되지 않았거나 간내 전이가 이루어진 경우, 림프절로 전이된 경우, 혈관의 침습이 일어난 경우에는 예후가 좋지 못하다. 그러나 절제 후 재발한 경우라고 하더라도 항암요법과 간동맥 색전술 등을 통해 예후가 좋아지는 것을 기대할 수 있다.

4) 간외담도암의 수술

간외담도암의 경우에도 외과적 절제술이 가장 효과적인 치료 방법이 된다. 따라서 절제가 가능한 경우에는 적극적 절제술이 추천되는데, 암의 발생 부위에 따라 간외담도암의 수술 방법 역시 달라진다.

● **수술의 적응증**

근치적 절제가 가능하다면 수술을 시행하며 담도암을 완전히 절제해야 완치를 기대할 수 있다.

● **수술방법**

간외 담도의 발생 위치에 따라 수술 방법이 달라진다. 간외담도암은 크게 상부, 중부, 하부 담도암으로 분류되지만, 어느 한 구역에 한정되지 않고 넓게 퍼져 있는 미만형 담도암도 있다.

상부 담도암은 간문부 담관암이라고도 부르며, 좌우 간관이 나뉘는 부위에 발생한 암을 지칭한다. 상부 담관의 침습 정도에 따라 수술 방법이 결정되는데, 좌우 간관의 합류부에 암의 침습이 없으면, 담관과 주위의 조직 및 림프절을 절제한 후 절제된 담관을 소장과 연결하는 수술을 한다. 반면 좌측 또는 우측 간내 담관까지 종양의 침습이 있으면, 침습된 담도와 간엽을 포함해 주변의 조직과 림프절까지 절제한다. 그리고 담관의 합류부를 포함하는 암일 경우에는 일반적으로 미상엽의 침습이 많으므로 미상엽을 동반 절제하게 된다.

중하부 담도암의 경우에는 췌두십이지장 절제술을 시행한다(그림 5-3-2). 그러나 종양의 침습이 심하지 않고 담관의 근위부와 원위부에 충분한 절제연이 있을 때는 담관의 부분 절제술이 시행될 수도 있다.

담도암은 담관벽을 따라 종양의 침습이 발생할 수 있으므로 수술 전 또는 수술 중에 절제될 담관의 위쪽 어느 부위까지 종양의 침습이 있는지를 조직 검사로 확인한다. 그러나 암이 없는 절제연을 항상 확보할 수 있는 것은 아니다. 췌장의 머리 부분, 십이지장, 담도, 담낭 등을 절제한 후에 남은 담도와 췌장 및 위를 소장과 연결해주는 수술법인 췌두십이지장 절제술은 췌장 두부암에 시행하는 방법과 비슷하다.

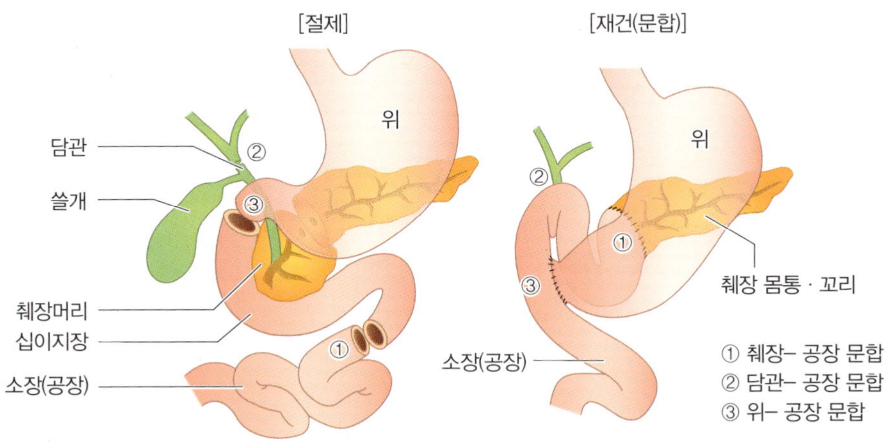

그림 5-3-2. 중하부 담도암의 경우 시행하는 췌두십이지장 절제술

● **수술 후 예후**

근치적 절제술을 받은 경우의 중앙생존율(추적 환자의 절반이 생존할 확률)은 2년 이상이며 5년 생존율은 20~40%이다. 치료를 하지 않으면 예후가 매우 불량하며, 증상 완화를 목적으로 담즙 배액을 하는 경우에는 수개월에서 1년 미만의 생존율을 보인다. 또한 암종의 병기와 절제할 면의 종양 침습 여부에 따라 장기 생존 여부가 달라진다.

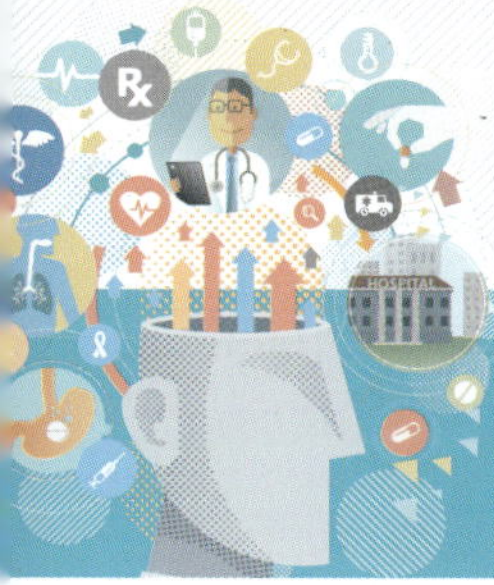

04 복강경과 로봇 수술의 차이점

울산의대 서울아산병원 외과 이재훈 교수

이전 글을 통해 췌장암, 담낭암, 담도암 각각의 수술적 치료에 대해 소개했으므로, 본 글에서는 그 수술법 중 하나인 복강경과 로봇 수술에 대해 좀더 자세히 알아보겠습니다.

수술 방법은 전통적 복부 절개를 이용한 개복 수술(open surgery)과 복강경/로봇 장비를 이용해서 최소한의 상처를 목적으로 하는 최소 침습 수술(minimally invasive surgery)로 구분됩니다. 일반적으로 복강경 수술은 개복 수술에 비해 상처의 크기가 작고, 환자의 통증을 줄일 수 있을 뿐만 아니라 수술 후 환자의 회복을 좀 더 원활하게 하는 장점이 있습니다. 그러나 개복 수술 역시 장점이 있으므로 암의 위치와 침윤 정도, 주변 혈관과의 관계 등 종양의 특성은 물론이고 환자의 병력과 복강 내 여러 조건을 종합적으로 고려하여 개복 수술과 비개복(최소 침습) 수술 중에서 적합한 방법을 결정합니다.

췌장과 담도의 경우에는 복잡한 해부학적 구조와 수술 관련 합병증의 높은 위험성 때문에 대장이나 위 등의 다른 장기에 비해 최소 침습 수술이 임상에 늦게 적용되기 시작했습니다. 그러나 최근 많은 임상 경험과 연구가 축적되면서 췌장 원위부(미부 또는 체부) 종양에 대해서는 표준 치료로 자리잡아가고 있습니다. 또한 췌장 두부나 원위부 담도암을 위한 췌십이지장절제술에 대해서는 아직 일반적 적용은 어렵지만, 경험 많은 집도의에 한해 일부 전문적으로 시행되고 있으며 기술의 향상에 따라 점차 적용

범위 역시 확대되고 있습니다.

췌담도암에 대한 복강경 수술은 통상적으로 5~12 mm 크기의 투관침(trocar)을 여러 개 뚫고(개수와 위치는 집도의의 경험과 선호도에 따라 결정됨) 카메라 및 복강경용 기구를 이용하여 진행합니다. 카메라를 이용해 종양과 주변 혈관 외에도 후복막의 깊은 부위까지 접근해서 상세히 볼 수 있는 장점이 있으며, 최근 다양한 복강경 기구들의 기술적 발전으로 인해 안전한 지혈과 봉합을 추구하는 수술에도 많은 도움이 되고 있습니다. 수술 시야의 기본인 카메라(scope)의 경우에도 최근에는 개복해서 뱃속을 직접 육안으로 보는 것과 비슷한 정도의 사실적 3D 영상을 구현할 수 있으므로, 병변의 깊이나 눈에 보이는 조직과 장기 또는 수술 도구와의 거리 등을 입체적으로 파악할 수 있게 합니다. 그 결과, 정확하고 신속한 복강경 수술이 가능해 졌으며, 수술 시간을 단축할 뿐만 아니라 환자의 안전성 역시 향상할 수 있게 되었습니다.

한편 복강경 선단부가 상하좌우 100도까지 구부러지는 연성(flexible) 3D 복강경도 개발된 상태입니다. 그로 인해 일자형으로 형태가 고정되어 있는 기존의 경성(rigid) 복강경은 대상 부위의 정면만 관찰할 수 있었지만, 연성(flexible) 3D 복강경의 경우에는 카메라가 장착된 선단부가 자유롭게 구부러지기 때문에 정면부터 후면까지 폭넓은 시야로 관찰할 수 있게 되었습니다. 그 밖에도 다양한 복강경 장비와 시스템의 개발 및 진화를 통해 난이도 높은 췌담도암 수술에 복강경이 다양하게 적용되고 있으며 범위 역시 확대 적용되고 있습니다(그림 5-4-1).

그러나 복강경 수술의 이 같은 장점에도 불구하고 일자형 기구의 제한점과 기술 습득의 어려움 등은 극복해야 할 숙제로 남아 있습니다. 특히 췌담도암에 있어 가장 난이도가 높은 수술인 췌십이지장절제술에 대한 복강경 수술의 보편적 확대가 힘든 측면이 있습니다. 그로 인해 췌담도 수술을 위한 최소침습수술의 양적, 질적 향상을 위해 다양한 시도와 노력

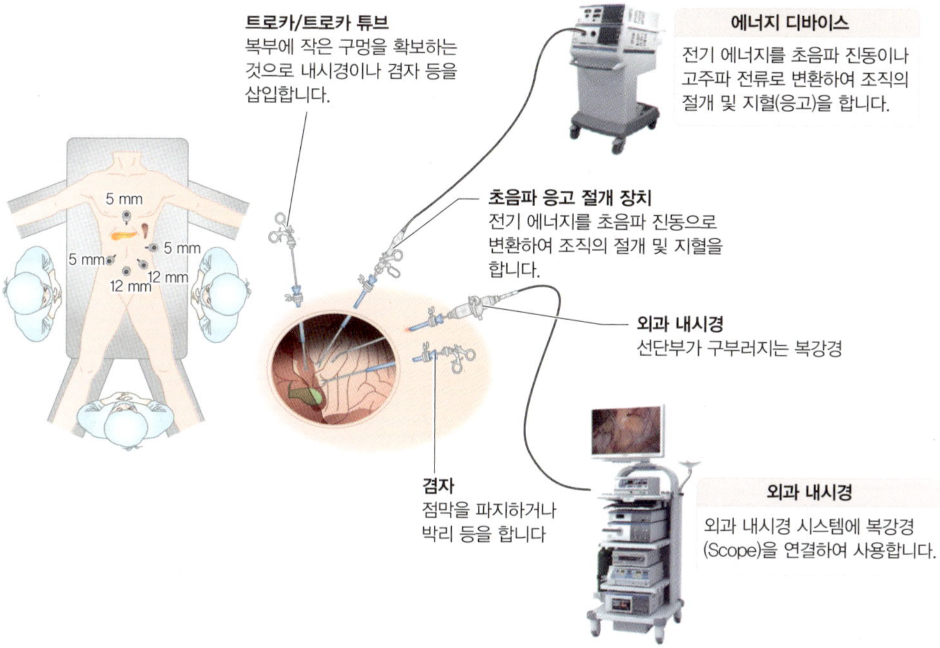

그림 5-4-1. 췌담도암에 시행하는 복강경 수술

이 계속되고 있으며 최근에는 로봇 시스템이 많은 관심을 받고 있습니다.

로봇 수술이란 첨단 수술 기구인 로봇을 환자에게 장착하고 수술자가 원격조종을 통해 시행하는 수술 방법입니다. 국내에서 시행되고 있는 로봇 수술 시스템 중 가장 대표적이라고 할 수 있는 다빈치 수술 시스템은 미국 인튜이티브 서지컬(Intuitive Surgical)사가 1999년에 처음 출시해서 현재 많은 나라에서 여러 수술에 사용되고 있습니다.

다빈치 로봇 수술은 기존의 복강경 수술과 마찬가지로 환자의 환부에 여러 개의 구멍을 뚫은 뒤 복강경 수술 기구 대신 3차원 확대 영상의 수술용 카메라와 로봇 팔을 삽입한 후 의사가 환자 침대로부터 떨어져 있는 콘솔에서 원격조정을 통해 수술을 진행하는 방식입니다. 이 수술은 복강경 수술 등 최소침습수술 방법의 장점인 작은 흉터와 빠른 회복 등의 장점을 기대할 수 있으며, 부가적으로 3차원의 높은 해상도를 기반으로 하여 최대 10배까지 확대한 이미지로 좋은 수술 시야를 확보할 수 있고, 수술하는 의사의 손 움직임이 디지털화되기 때문에 집도의의 미세한 손 떨림을 막을 수 있다는 장점이 있습니다. 또한 기존 복강경 기구에 비해 관절을 이용해서 자유롭게 움직이는 로봇 팔을 사용하기 때문에 일반적인 복강경 수술에서 시행하기 어려운 공간적 움직임을 좀 더 쉽게 시행할 수 있습니다. 복강경 수술은 수술 시 옆에서 보조하는 수술 보조자가 카메라를 움직이고, 수술하는 의사의 요구에 맞추어 카메라 방향을 맞춰야 하기 때문에 수술 보조자의 능력에 따라 그 결과의 차이가 발생할 수 있습니다. 반면 로봇 수술은 수술하는 의사가 직접 원하는 대로 카메라의 방향을 편하게 돌려서 볼 수 있기 때문에 복강경 수술보다 훨씬 유리한 시야를 확보할 수 있습니다. 이러한 특성들을 바탕으로 좀 더 정밀한 수술을 하는 데 도움될 것으로 기대되며, 현재 그 효용성에 대한 연구결과 역시 나오고 있는 상황입니다(그림 5-4-2).

그러나 로봇 수술의 단점 역시 존재하며 로봇 장착과 분리 등의 추가 시간이 필요하기 때문에 수술 중 발생할 수 있는 초응급 상황에 대한 빠른 대처가 어려울 수도 있음을 주의해야 합니다. 자유로운 로봇의 팔이지만 그럼에도 높은 숙련도가 필요한 수술 방식이기 때문에 수술자의 접근성에 제한이 있을 수 있습니다. 또 다빈치 로봇 수술 장비는 매우 고가이기 때문에 보유하고 있는 의료 기관에 따라 로봇 수술 이용 범위에 제한이 있을 수도 있습니다. 그리고 무엇보다 환자 입장에서 느끼는 가장 큰 단점은 기존 수술에 비해 고가의 비용을 부담해야 한다는 점입니다. 물론 상당 부분은 개인 실손보험이 적용되어 환자의 선택을 용이하게도 하지만, 구체적 로봇 수술의 적용에 있어서는 의료진과 충분한 상의가 필요합니다. 또한 로봇을 이용하더라도 췌담도암의 환자 별 질환과 그 진행 정도에 따라 로봇 수술의 비용 대비 효과는 다를 수 있다는 점을 명심해야 합니다. 따라서 로봇 수술을 결정하기 전에 의료진은 이를 면밀하게 분석해야 하며, 무분별한 로봇 수술 적용은 지양하고, 환자 및 보호자와 세심한 의사소통을 진행해야 합니다.

로봇 수술 시스템은 계속 진화하고 있습니다. 현재 로봇의 대부분을 차지하는 다빈치 시스템 역시 최근 5세대 제품이 출시되어 승인을 받은 상태이며, 기술적 진보와 함께 디지털 프로그램을 접목함으로써 다양한 성과 역시 기대하고 있습니다. 다빈치 외에도 국내 레보아이와 일본, 중국 등에서

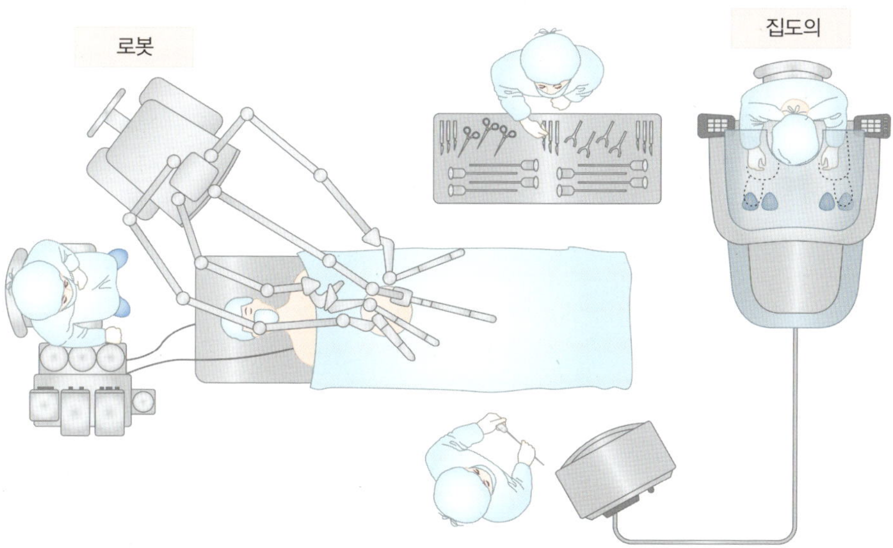

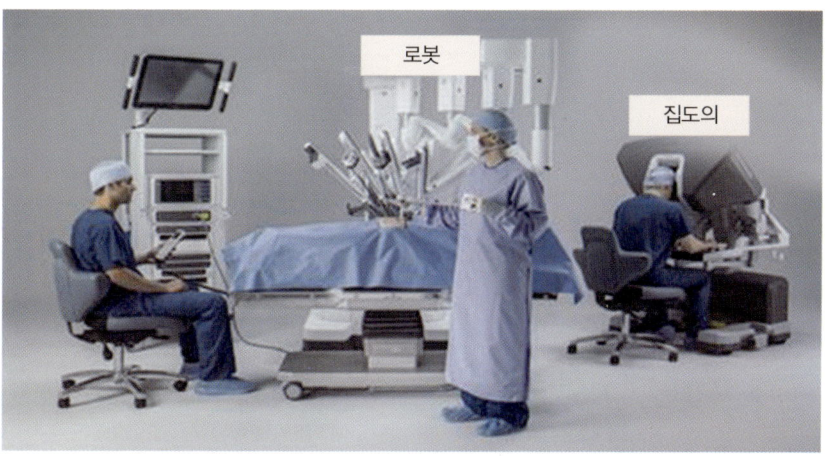

그림 5-4-2. 췌담도암에 시행하는 로봇 수술

도 여러 로봇 시스템이 개발되어 실제 수술에 사용되고 있으며, 지속적으로 발전하는 기술과 인공지능 적용 및 외과 의사들의 꾸준한 노력을 바탕으로 로봇 수술의 적용은 향후에도 계속 증가할 것으로 전망되고 있습니다.

로봇 수술은 미래 의학의 혁신 기술로써 발전 가능성이 높으며, 환자들에게 안전하고 효과적 치료를 제공할 수 있다는 측면에서 큰 가치를 지니고 있습니다. 따라서 미래 의학의 중요 산업으로 자리매김할 것으로 기대되며, 그런 만큼 로봇 수술에 관한 지속적 연구와 발전 역시 필요할 것입니다.

05

수술 후 배액관 관리하는 방법

전남대학교병원 외과 김희준 교수

췌장암과 담도암, 담낭암 수술의 마지막 단계에서 대개 배액관을 삽입하며, 배액관은 복강 내 체액을 몸 밖으로 빼기 위해 복벽을 뚫고 설치하는 얇은 플라스틱 관을 의미합니다(그림 5-5-1). 통상적으로 한 개의 배액관을 삽입하지만, 수술자의 판단에 따라 두 개 또는 세 개의 배액관을 삽입하기도 하며, 수술 중 발생한 체액과 수술 후 수술 부위에서 나오는 소량의 체액이나 혈액은 세균이 번식하기에 좋은 조건이 되므로 배액관을 통해 이를

폐쇄형 배액관

Hemovac	JP bag (Jackson-Pratt)
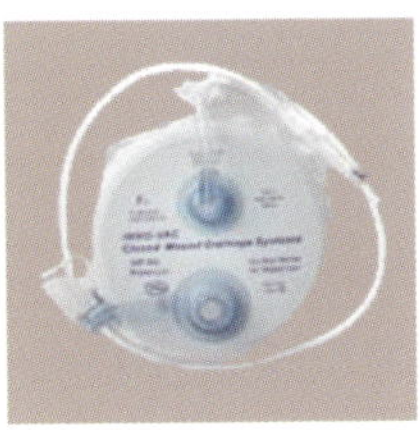	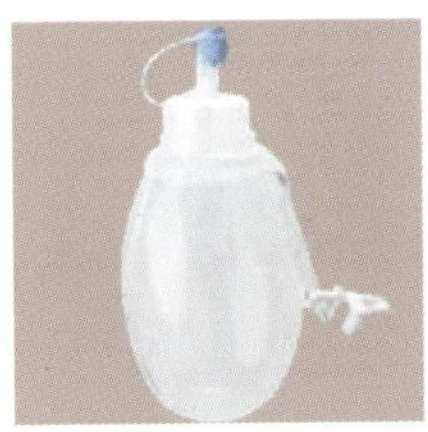
200 ml, 400 ml	100 ml, 200 ml
동글하고 납작한 형태 척추, 골반 등 큰 부위 정형외과 수술 등에 사용	수류탄 모양, 부드러움 복부, 가슴 등의 수술 실리콘으로 불편함이 줄어

그림 5-5-1. 수술 후 주로 사용하는 Jackson-Pratt 배액관과 Hemovac 배액관

제거해야만 합니다. 또한 배액관은 배액관을 통해 수집된 체액을 분석하여 췌장액이나 담즙과 림프액의 누출을 진단하는 데에도 사용되며, 비정상적 체액의 누출이 없다면 대개 수일 내로 제거하게 됩니다.

배액관을 제거할 때 느끼는 통증은 심하지 않기 때문에 마취는 불필요합니다. 만약 배액관을 통해 수집된 체액에서 췌장액이나 담즙의 비정상적 누출이 발견된다면 배액관의 유치 기간은 연장되며, 드물지만 수주에서 수개월까지 제거하지 못하는 경우도 있습니다. 이때 누출된 췌장액이나 담즙이 배액관을 통해 배출되고 복강 내에 퍼지지 않은 상황이라면, 배액관을 통해 살이 차오르면서 통로가 형성되고 체액이 복강 내로 퍼지지 않은 상태에서 원래 가야 할 장을 통해 원활히 흘러갈 때까지 기다리는 방식으로 수술 없이 회복되는 것을 기대해 볼 수 있는데, 이 대기 기간 동안 배액관을 제거하지 못하는 경우도 발생합니다.

배액관은 감염을 예방하고 오염된 복강 안의 위해 성분을 체외로 배출하는 일을 돕지만, 반면 배액관을 통해 상행성 감염이 발생할 수 있는 우려도 있습니다. 따라서 배액관의 삽입 부위를 임의로 조작하거나 손으로 만져서는 안 되며, 배액된 체액을 비울 때에도 의료진에게 도움을 요청해야 합니다. 또한 장기간 유지가 필요한 경우, 통로가 형성되기 전 배액관이 사고로 빠지게 되면 복막염이 발생해서 재수술이 필요할 정도로 악화될 수 있으므로 세심한 주의가 필요합니다.

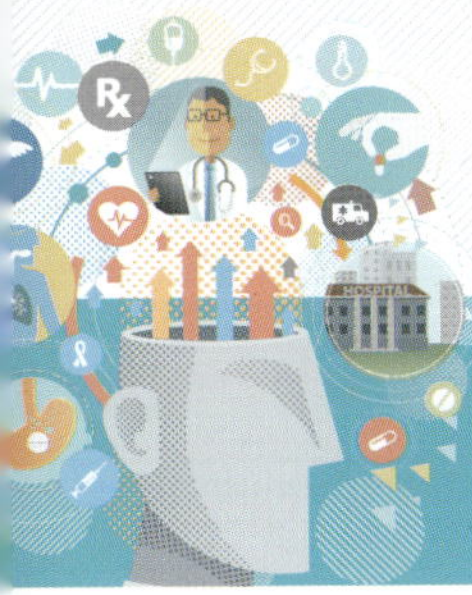

06 수술 후 발생할 수 있는 합병증

이화여자대학교 목동병원 외과 이희성 교수

합병증이란?

합병증은 질병을 치료하는 과정에서 부작용이 생긴 경우로 기존 질병 이외의 추가 치료를 필요로 하는 상태가 발생한 것을 의미합니다. 수술은 신체에 부담을 주는 술기이므로 합병증이 발생할 위험이 높습니다. 그 중에서도 췌장과 담도는 복부 깊숙한 곳에 위치하고 있기 때문에 수술을 위한 과정이 복잡할 뿐만 아니라 합병증이 발생할 위험성 역시 높은 장기입니다. 따라서 수술 후 발생 가능한 합병증을 미리 잘 알고 대비하는 것이 중요하므로, 본 글에서는 특히 췌장 및 담도 수술 후 발생할 수 있는 다양한 합병증에 대해 알아보고, 이를 미리 대비하고 극복하는 방법에 대해 설명해 드리고자 합니다.

❶ 합병증의 종류

1) 췌장 및 담도 수술과 관련된 합병증

췌액 누출, 담즙 누출, 지연 출혈, 당뇨, 영양 불균형, 복수, 간부전 등

2) 모든 수술에 공통적으로 발생할 수 있는 합병증

폐렴, 감염, 알러지, 장막힘증, 천공, 급성 출혈, 색전증, 요로감염, 신부전, 심부전 등

❷ 췌액 누출

췌장은 음식을 소화시키는 췌액을 만들어서 췌장 가운데 위치한 췌관을 통해 이를 십이지장으로 배출합니다. 췌관은 직경이 가늘기 때문에 췌관과 소장을 연결하는 수술은 난이도가 높고 수술 후 연결 부위가 누출될 위험성이 있습니다. 췌액 누출은 정도에 따라 A, B, C 단계로 나뉘며 A 단계는 경미한 정도에 해당하므로 대부분의 경우에 저절로 회복됩니다. B 단계는 누출된 췌액을 배액하기 위한 추가 시술이 필요하거나 누출 부위의 감염이 동반된 경우로써 치료 기간이 길어집니다. C 단계는 누출로 인해 출혈이 발생하거나 감염이 악화되어 중환자실에서의 치료를 필요로 하는 경우입니다. 췌액은 무색으로 배액관을 통해 투명한 액체가 흘러나오거나 잿빛으로 배액이 되는 경우에 췌액 누출을 짐작할 수 있습니다. 이러한 췌액 누출은 다양한 경과로 발생할 수 있으며, 치료가 복잡하고 상황에 맞는 적절한 조치가 필요하므로 담당 의사와의 긴밀한 치료가 필요합니다.

❸ 담즙 누출

담즙은 간에서 만들어지며 담도를 통해 간에서 십이지장으로 배출됩니다. 정상 담즙은 갈색 또는 밤색이지만, 감염이 동반될 경우에는 녹색빛을 띄거나 찌꺼기가 생기기도 합니다. 또한 수술 중 담도 손상이 발생하는 경우, 또는 담도와 소장을 연결한 부위가 벌어지는 경우에는 담즙이 누출될 수도 있습니다. 경미한 담즙 누출은 췌액 누출과 마찬가지로 경과 관찰만으로도 호전되는 경우가 있으나 상태에 따라 추가적 시술이나 수술이 필요한 경우도 있으므로 주의를 요합니다.

④ 지연 출혈

췌장 및 담도 수술은 수술 후 지연 출혈이 발생하기도 합니다. 지연 출혈은 췌액이나 담즙의 누출과 연관된 경우가 흔하며, 특히 췌액은 소화효소 성분으로 인해 누출이 될 경우 주변 조직에 손상을 일으켜 출혈과 감염이나 천공을 동반합니다. 지연 출혈의 경우에는 종종 대량 출혈을 동반하므로 즉각적 대처가 필요합니다. 특히 췌액 누출 합병증이 진단된 상태에서 배액관의 색깔이 붉게 변하거나 심장 박동수가 급격하게 증가하는 상황이라면 지연 출혈에 대한 검사가 필요할 수 있으므로 담당 의사에게 즉시 알려야 합니다.

⑤ 당뇨

췌장은 소화를 담당하는 소화효소를 만들어내는 장기인 동시에 인슐린을 통해 혈당을 조절하는 역할을 담당합니다. 췌장이나 담도 수술은 췌장을 절제하는 경우가 흔하며 췌장을 많이 절제할수록 수술 후의 당뇨 발생 위험성이 증가합니다. 그러나 수술로 당뇨가 발생하는 원인을 제거하게 되면 당뇨가 호전될 수도 있습니다. (당뇨병의 발생 및 관리 챕터 참조)

⑥ 복수

복강 안에 비정상적으로 액체가 고이는 것을 복수라고 합니다. 복수는 간이나 심장과 콩팥 등의 장기 기능이 저하되어 발생하기도 하며, 복강 내 감염이나 결핵으로 인해 발생하기도 합니다. 수술 후에는 우유 색깔의 카일(Chylous ascites)이 나오기도 하는데, 이는 광범위 림프절을 제거하는 수술에서 자주 발생합니다. 복수는 원인이 복잡하고 치료 방법 역시 다양하므로 담당 의사와 상의해서 치료를 진행해야 합니다.

❼ 간부전

수술 전 황달이 동반되었거나 바이러스성 간질환 및 알코올성 간질환 등의 기저 질환이 있는 경우에는 수술 후 간 기능이 악화될 수 있습니다. 간은 손상되더라도 어느 정도까지는 재생이 되지만, 회복 능력을 넘어서는 손상이 발생할 경우에는 간부전으로 악화되는 경우도 있습니다. 특히 간동맥이나 간문맥 등의 혈관 침범이 있는 암을 수술로 제거하거나 수술 후 출혈을 지혈하기 위해 혈관조영술 등의 시술을 실시하는 경우에는 간부전의 위험성을 동반합니다.

❽ 폐렴

폐렴은 수술 후 사망과 관련된 중요한 합병증이므로 발생하기 전에 예방하는 것이 가장 중요하며, 특히 전신마취를 하는 수술에서 발생 위험성이 증가합니다. 수술 후 기관지의 관을 제거하면 가래가 많이 발생하는데 폐에 가래가 쌓이게 되면 폐렴으로 악화될 수 있습니다. 따라서 수술 후 기침을 자주해서 가래를 뱉고 스스로 뱉기 힘든 경우에는 의료진 또는 보호자가 가래를 잘 배출할 수 있도록 도움을 주어야 합니다. 폐렴과 관련된 위험 요소는 고령, 영양실조, 뇌경색, 폐 기저 질환, 흡연 등이 있으며, 이러한 위험 요소가 있다면 수술 전 폐렴 발생의 위험성 역시 증가하므로 철저한 대비가 필요합니다.

❾ 천공

수술 후에는 위산 분비가 증가해서 위궤양이나 십이지장궤양이 발생할 수 있으며 심한 경우에는 천공이 되기도 합니다. 또한 창자 연결 부위에도 궤양이 발생하거나 천공이 발생할 수 있으며, 만일 천공이 발생할 경우에는 복막염과 패혈증으로 악화될 수 있으므로 신속한 치료를 필요로 합니다.

⑩ 급성 출혈

췌장과 담도 주변에는 많은 혈관이 있으므로 혈관을 하나하나 묶거나 클립으로 지혈하면서 수술을 진행하는데, 그중 한 군데라도 묶인 부분이 풀리면 급성 출혈이 발생하게 됩니다. 이때 정맥에서 출혈이 발생한 경우에는 출혈속도가 느려 저절로 멎기도 하지만, 동맥에서 발생하게 되면 압력이 높아 짧은 시간 안에 대량 출혈이 발생하므로 위독한 상태에 이를 수도 있습니다. 특히 수술 전 검사에서 암이 주요 혈관을 침범했다면 수술 중 급성 출혈의 위험성이 증가하므로 대비가 필요합니다. 또한 수술 후에는 배액관에서 나오는 양이 증가하거나 색깔이 진해지는 지의 여부 등을 주기적으로 관찰해야 합니다.

⑪ 신부전

수술 전후 탈수가 심하거나 감염 또는 다른 합병증이 발생한 경우, 그리고 신장에 부담을 주는 항생제 등의 약제 복용으로 인해 이차적으로 신부전이 발생할 수 있으며, 신부전이 악화될 경우에는 투석이 필요할 수 있습니다.

췌장암이나 담낭/담도암으로 수술시 절제범위와 방법은 암의 위치와 주위 장기의 침범 여부에 따라 달라집니다.

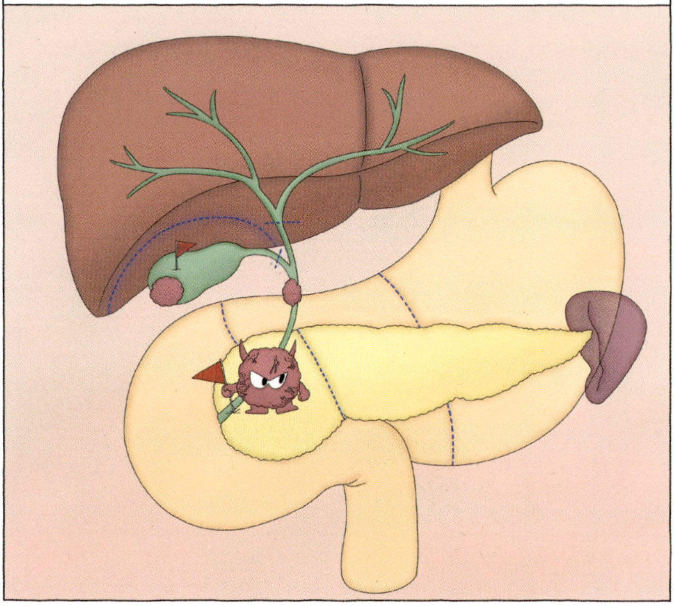

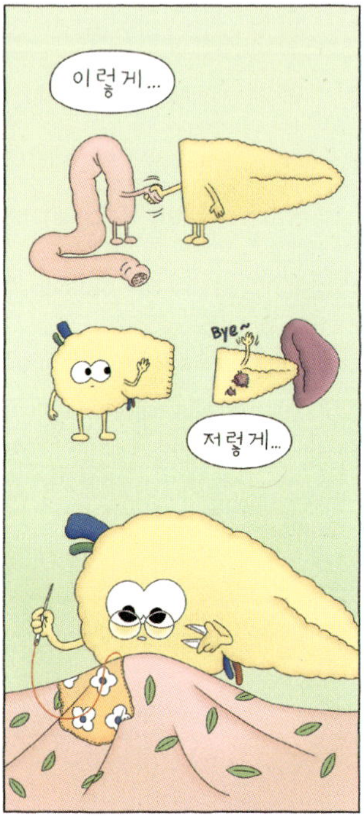

담낭암의 수술적 치료 방법 역시 담낭암의 진행 정도와 주변 장기 침습 여부에 따라서, 또 환자의 전신 상태에 따라서 매우 다양하게 시행될 수 있습니다.

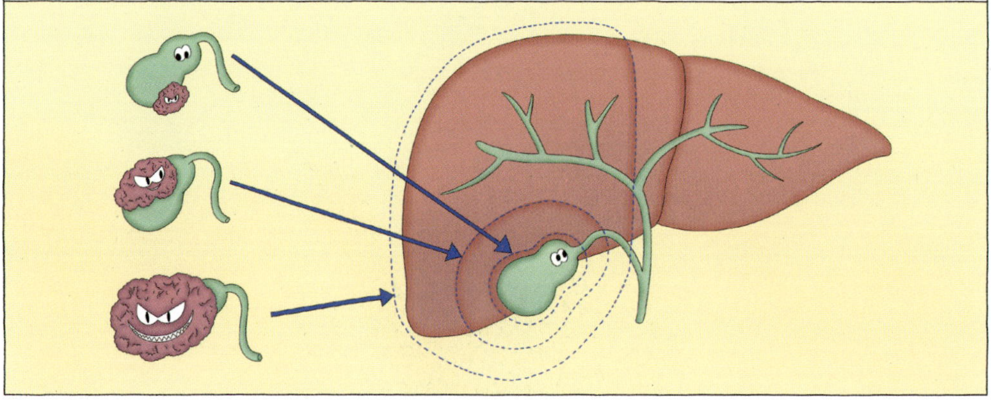

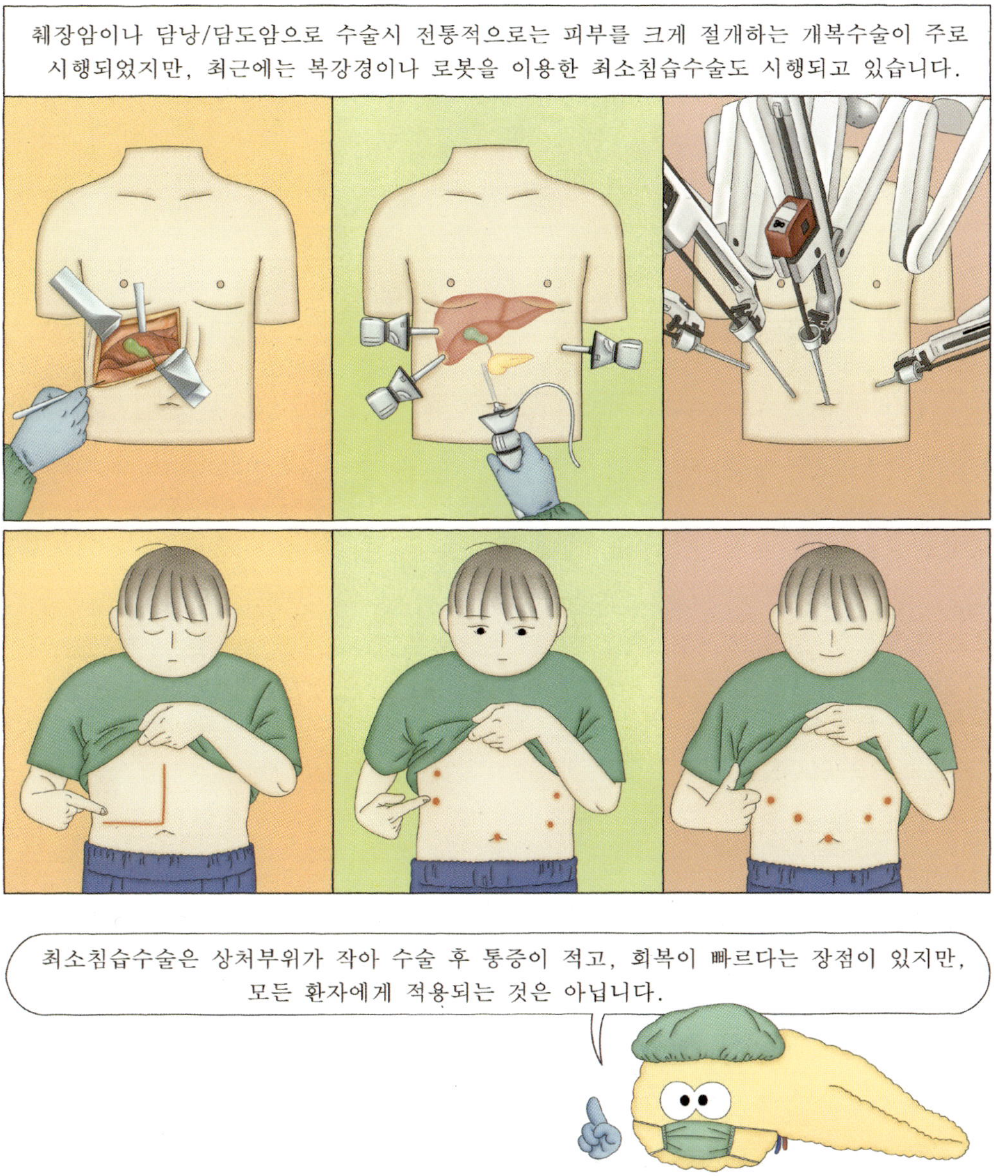
췌장암이나 담낭/담도암으로 수술시 전통적으로는 피부를 크게 절개하는 개복수술이 주로 시행되었지만, 최근에는 복강경이나 로봇을 이용한 최소침습수술도 시행되고 있습니다.
최소침습수술은 상처부위가 작아 수술 후 통증이 적고, 회복이 빠르다는 장점이 있지만, 모든 환자에게 적용되는 것은 아닙니다.

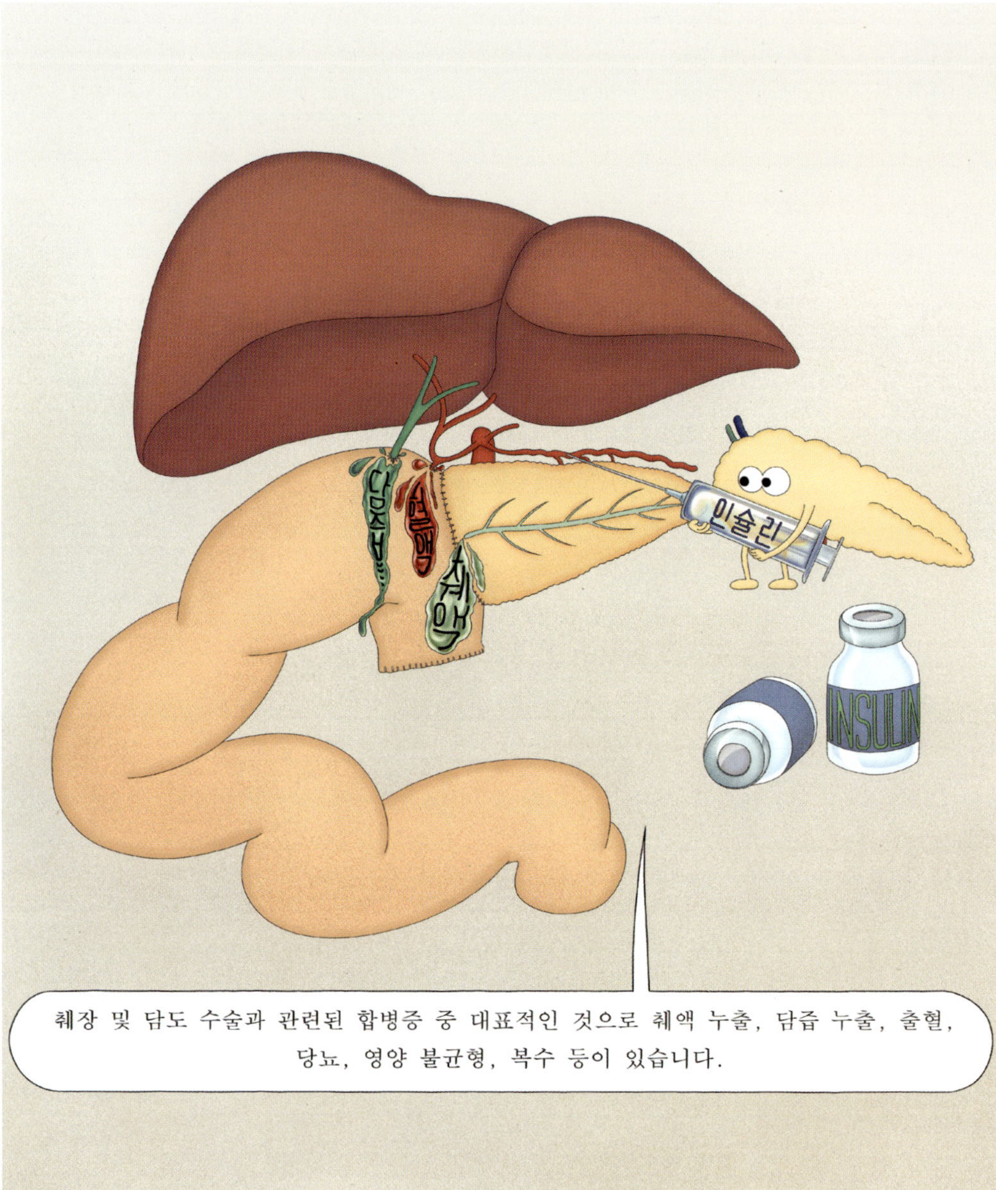
인슐린
INSULIN
췌장 및 담도 수술과 관련된 합병증 중 대표적인 것으로 췌액 누출, 담즙 누출, 출혈,
당뇨, 영양 불균형, 복수 등이 있습니다.

PART 6

췌장암 및 담낭암/ 담도암의 약물 치료 (항암 치료)

01

췌장암의 항암 치료

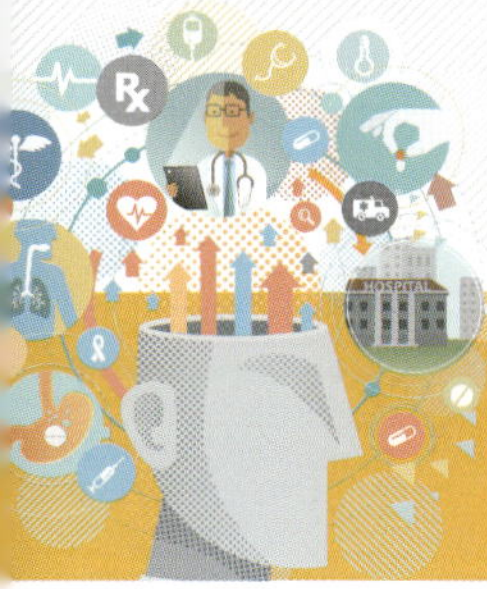

울산의대 서울아산병원 내과 유창훈 교수

❶ 선행 항암화학요법(neoadjuvant therapy)

1) 선행 항암화학요법 대상

선행 항암화학요법은 수술적 절제 전에 항암화학치료를 통해 완전 절제율을 높이고 미세 전이를 줄여 장기의 생존율을 높이는 치료법입니다. 이에 관한 많은 연구가 십 수년 전부터 진행되었지만, 최근 전이성 췌장암 항암화학요법의 개발로 관련 연구가 증가 추세에 있습니다.

현재 췌장암 환자에서의 선행 항암화학요법은 다음의 요건을 충족하는 환자에게 주로 적용됩니다:

1. 원격 전이가 없는 국소 췌장암
2. 췌장 주위 혈관 침범이 있는 경계 절제성 췌장암 또는 국소 진행성 절제 불가능 췌장암

경계 절제성 및 국소 진행성 절제 불가능 췌장암을 구분하는 여러 기준이 있지만, 주로 많이 사용되는 기준은 superior mesenteric vein, portal vein, superior mesenteric artery 및 celiac axis의 침범에 따라 구분하는 미국의 National Comprehensive Cancer Network (NCCN) 기준입니다. 그러나 이러한 기준이 절대적인 것은 아니므로 기관 및 담당 외과의사의 경험에 따라 다르게 적용될 수 있으며, 췌장암의 혈관 침범 단계는 아래 그림

과 같이 구분됩니다. A의 경우와 달리 B와 C의 경우, 종양이 혈관의 180도 이상을 침범하거나 혈관 변형이 관찰될 때 종양의 혈관 침범 가능성이 매우 높은 것으로 판단합니다.

혈관 침범이 없는 절제 가능한 췌장암에서의 선행 항암화학요법 효과는 현재 대규모 임상 연구를 통해 증명되지 않았으나 경계 절제성 및 절제 불가능 췌장암에서의 선행 항암화학요법 효과가 클 것으로 예상됩니다. 또한 영상 검사로 수술 절제가 가능하다고 하더라도 전신 상태가 수술을 시행하기 어렵거나 병기 검사상 원격 전이가 의심되는 경우에는 선행 항암화학요법 또는 방사선 요법이 시행되기도 합니다.

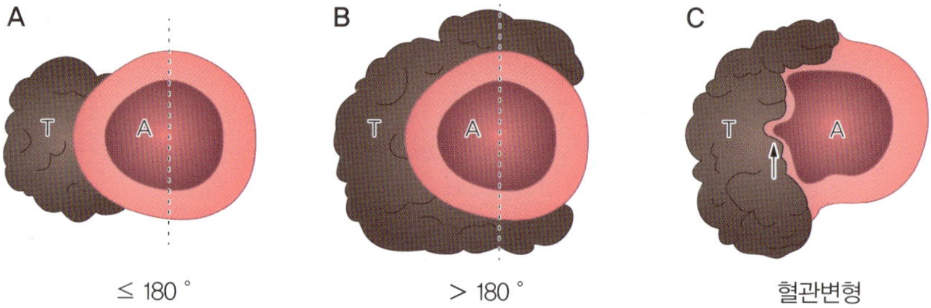

그림 6-1-1. 췌장암의 주요 혈관 침범의 범위 구분

2) 선행 항암화학요법의 종류

선행 항암화학요법으로는 전이성 췌장암에서 효과가 좋았던 항암화학요법이 사용됩니다. 전이성 췌장암에서 효과가 좋았던 폴피리녹스(FOLFIRINOX) 및 젬시타빈/아브락산 병합요법이 선행 항암화학요법으로 고려되며, 높은 반응률 및 임상경험을 고려할 때, 폴피리녹스 요법이 국소 췌장암을 위한 선행 항암화학요법으로 많이 권고되고 있습니다. 항암제 요법에 추가로 항암 치료와 방사선 치료를 동시에 시행하는 동시 항암화학요법도 그 효과가 증명되어 주치의의 판단에 따라 시행될 수 있습니다. 폴피리녹스 요법은 2주 간격으로 플루로우라실, 옥살리플라틴 및 이리노테칸 약제

를 투여하는데, 각 기관마다 다양한 용량으로 사용하고 있으며, 기존 폴피리녹스 요법은 프랑스 환자들을 대상으로 연구한 요법이기 때문에 부작용의 위험성이 있으므로, 많은 기관에서 일부 약제의 용량을 감량한 '용량 조정 폴피리녹스(modified FOLFIRINOX)'를 널리 사용하고 있습니다. 또한 고령자(예: 80세 이상)나 심장 및 신장 기능이 좋지 않은 경우에는 젬시타빈 기반 요법을 시행할 수 있습니다.

3) 선행 항암화학요법의 치료 과정 및 치료 성적

선행 항암화학요법을 시행하는 경우, 특별한 이상 징후나 증상이 없으면 6주 또는 8주 간격으로 CT 등의 영상 검사를 통해 반응 평가를 실시합니다. 초기 항암제 반응이 좋더라도 적어도 3~4개월간 항암제를 투여함으로써 암이 지속적으로 항암제에 잘 반응하는지를 판단하는 경과를 관찰한 후 수술 여부를 결정하는 것이 장기 생존 확률을 높이기 위해 추천됩니다. 이때 수술 가능 여부는 다학제 진료에서 결정되며, 가장 중요한 것은 외과 의사의 완전 절제 가능성에 대한 판단입니다. 항암화학치료에 대한 반응이 좋아 종양 크기가 줄어들더라도 수술적 절제가 어려운 경우도 있는데, 이는 종양의 크기는 줄었지만 혈관 침범 문제가 해결되지 않아서 불완전 절제가 예상되는 경우입니다. 이때 완전 절제가 이루어지지 않으면 수술 후 재발 가능성이 높기 때문에 나쁜 예후가 예상됩니다.

폴피리녹스는 경계 절제성 췌장암의 경우, 수술 시행 성공률이 50~70%에 달하며, 국소 진행성 절제 불가능 췌장암의 경우에는 10~25%로 보고되고 있습니다.

4) 선행 항암화학요법의 주요 부작용

폴피리녹스 요법의 주요 부작용으로는 호중구 감소증(46%), 혈소판 감소증(9%), 피로(24%)나 구토(15%) 또는 설사(13%) 및 신경통증(9%) 등이 있으며, 이들 대부분의 부작용은 보존적 치료 및 약제 투약 일정 조정이나 용량 감량 등으로 해결할 수 있습니다. 또한 효과적 항암화학치료가 되기 위해서는 부작용을 의사에게 적극적으로 알리고 해결 방안을 찾는 노력이 필요합니다.

선행 항암화학요법 후 수술적 절제가 어려운 경우, 항암화학치료를 계속 유지하거나 방사선요법 등을 시행할 수 있으며, 이는 환자의 상태에 따라 결정됩니다.

❷ 수술 후 보조항암화학요법 (Adjuvant therapy)

이 부분에서 다루고 있는 수술 후 보조항암화학요법에 관한 설명은 절제성 췌장암으로 최초 진단되어 선행 항암화학치료 없이 바로 수술을 시행한 경우를 기준으로 하며, 선행항암화학치료를 받은 경우에는 해당하지 않습니다.

1) 수술 후 보조 항암화학요법의 목적

수술 후 보조 항암화학요법의 목적은 수술을 받은 다음 몸 속에 남아 추후 재발될 수 있는 미세 전이를 줄임으로써 장기 생존율을 높이는 것입니다.

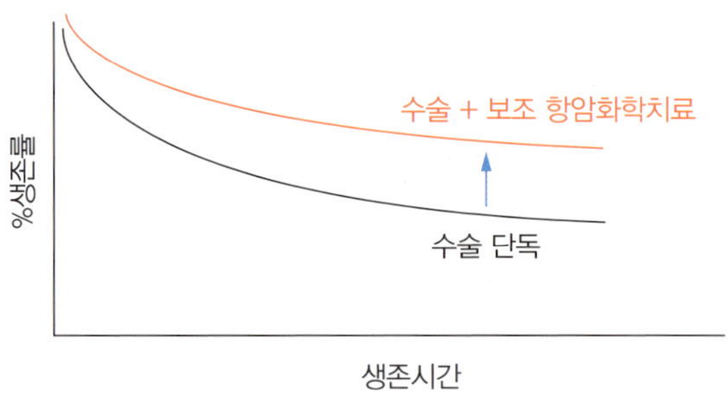

그림 6-1-2. 보조항암화학요법의 생존율에 대한 기대 효과

2) 수술 후 보조 항암화학요법의 시기

수술 후 보조 항암화학요법은 수술 후 3개월 이내에 시행하는 것이 적절하며, 6개월 간의 항암화학요법을 추천합니다. 수술 후 전신 상태 회복이 빠를수록 보조 항암화학요법을 빨리 시행하는 것이 좋지만, 무리할 정도로 시기를 앞당기는 것은 추천되지 않습니다. 영국에서 실시된 연구 결과에 따르면, 8주 이내 보조 항암화학요법을 시행하는 것보다 6개월 치료를 완료하는 것이 더욱 생존율 향상과 관계가 높은 것으로 나타났습니다.

3) 수술 후 보조 항암화학요법의 종류

젬시타빈 및 플루로우라실 단독 요법이 오랫동안 표준 치료로 사용되었으나 최근 젬시타빈-캡시타빈 요법 및 폴피리녹스 요법이 수술 후 췌장암 환자의 생존율을 높이는 것으로 보고되고 있습니다.

다음의 표는 각 보조 항암화학요법이 연구된 3상 연구의 치료 성적을 요약한 것으로써 연구마다 포함된 환자들의 특성이 다르기 때문에 절대적 비교는 어렵지만, 환자들을 대상으로 한 본 안내서의 특성을 고려하여 비교적 중요 항목만 요약하여 표기한 내용입니다.

표 6-1-1. 수술 후 보조항암화학요법의 종류

연구이름	보조항암화학요법 종류	중앙 생존기간	5년 생존율
CONKO-1	경과 관찰	22개월	10%
CONKO-1	젬시타빈 단독요법	23개월	21%
ESPAC-4	젬시타빈-캡시타빈 병합요법	28개월	29%
PRODIGE-24	폴피리녹스 요법	54개월	43X%

독일에서 시행된 CONKO-1 연구는 보조항암화학요법의 중요성을 보여줍니다. 이 연구는 젬시타빈 단독 요법과 경과 관찰을 비교한 3상 임상

연구로써 보조항암화학요법을 하지 않을 경우 5년 생존율이 10%에 불과하다는 결과를 보였습니다.

최근 발표된 ESPAC-4 연구에서는 젬시타빈 요법에 캡시타빈을 추가했을 때 중앙 생존 기간과 5년 생존율이 향상될 수 있음을 보여주었으며, 부작용은 젬시타빈 단독 요법에 비해 증가하지만 대부분 조절할 수 있는 수준이었습니다.

프랑스와 캐나다에서 시행된 최신 PRODIGE 3상 연구에서는 폴피리녹스 요법이 기존 치료 요법에 비해 사망 위험률을 약 40%까지 줄일 수 있는 것으로 보고되었습니다. 이 연구에서 중앙 생존 기간은 54개월로 이는 지금까지 보고된 성적 중 가장 우수한 결과였으며, 국소 진행성 췌장암 및 전이성 췌장암에서의 폴피리녹스 요법 성적을 고려할 때 이 같은 결과는 예상된 수치이기도 합니다. 그러나 폴피리녹스 요법은 기존 젬시타빈 단독 요법 및 젬시타빈-캡시타빈 요법보다 부작용 발생 비율이 높기 때문에 수술 후 전신 상태가 좋은 환자에게 우선적으로 권장됩니다.

다음의 표는 보조 항암화학요법의 투약 스케줄과 부작용, 효과에 대한 기대치를 간략히 요약한 것으로써 환자들을 위해 간단하게 설명되어 있습니다.

표 6-1-2. 보조 항암화학요법의 종류 및 특성

항암요법 종류	투약 스케쥴	기대 효과 정도	기대 부작용 정도
젬시타빈 단독요법	3주간 1주일 간격으로 투여, 1주 휴약	낮음	낮음
젬시타빈-캡시타빈 병용요법	젬시타빈-위와 동일 캡시타빈-3주간 투약, 1주 휴약	중간	중간(혈액학적 부작용, 수족 증후군)
폴피리녹스 요법	2주 간격으로 46시간 투여	높음	높음(혈액학적 부작용, 설사, 구토 및 신경통)

❸ 전이성 췌장암에서 전신항암화학요법

전이성 췌장암에서 전신항암화학요법의 목적은 종양 진행을 억제함으로써 생존 기간을 연장하고, 종양 크기의 감소를 유도해 통증 등의 증상을 완화함으로써 삶의 질을 향상시키는 것입니다.

1) 1차 전신항암요법

전이성 췌장암으로 진단된 경우, 전신 상태를 평가한 후에 다음과 같은 병합 요법 중 하나를 선택합니다:

- 젬시타빈-나노알부민(nab) 파클리탁셀: 4주에 3주간 병원 방문 주사
- 폴피리녹스 요법: 상기 선행항암화학요법과 동일
- 날리리폭스(NALIRIFOX) 요법: 이리노테칸을 리포조말(liposomal irinotecan)로 대체한 요법, 미국 FDA 승인, 국내 미승인

위에서 언급한 세 요법 중에서 어떤 약제가 우월한지에 대해서는 현재 명확하게 밝혀진 바가 없습니다. 최근 일본 연구에서 젬시타빈-nab 파클리탁셀이 폴피리녹스보다 우월하다는 보고가 있었지만, 유럽 등에서는 폴피리녹스 요법이 우월하다는 보고도 있습니다. 따라서 현 시점에서는 담당 의사가 많은 경험을 지니고 있는 요법을 환자의 특성에 맞게 사용하는 것이 적절하다고 판단되며, 기대 효과 및 부작용에 대해서 담당 의사와의 충분한 상의 아래 결정하시기를 권고합니다.

1차 항암화학요법은 종양이 커지거나 새로운 전이가 발생할 때까지, 또는 환자가 항암 치료 독성으로 치료 유지가 어려울 때까지 진행됩니다. 종양이 안정적인 경우에는 휴약기를 가지며 이 기간 동안 독성이 회복되는 것을 지켜볼 수 있습니다.

2) 2차 항암화학요법

1차 항암화학요법에 종양이 악화된 경우, 2차 항암화학요법을 고려할 수 있습니다. 만일 이전 항암 치료의 독성이 남아 있는 경우에는 전신 상태 및 종양 진행 상태에 따라 요법을 선택합니다.

1차 요법을 플루로우라실 기반 요법으로 치료받았다면 젬시타빈 기반 요법을 선택하고, 젬시타빈-nab-파클리탁셀을 사용했다면 플루로우라실 기반 요법을 선택해서 각각 2차 요법으로 사용합니다. 리포조말 이리노테칸+플루로우라실 요법 및 폴폭스(옥살리플라틴+플루로우라실) 병합 요법, S-1 단독 요법 등이 고려될 수 있으며, 이 요법 간 기대 효과 및 부작용이 모두 다르기 때문에 어느 방법을 선택할지는 환자의 상태에 따라 개별적으로 판단해서 적용해야 합니다.

❹ 췌장암에서의 표적치료제/면역항암제의 역할

진행성 암 치료를 위한 표적치료제 및 면역항암제의 발전이 이루어졌지만 이를 췌장암에 사용하기에는 어려움이 존재합니다. 췌장암 환자의 80%

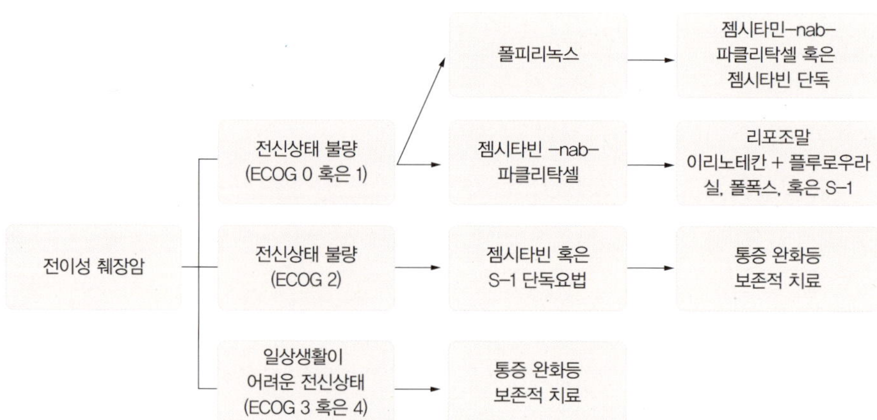

그림 6-1-3. 전이성 췌장암에서 전신 항암치료의 흐름

이상에서 발견되는 KRAS 유전자 돌연변이는 표적치료제가 개발되지 않았으며, 췌장암은 두꺼운 염증이나 섬유화 조직으로 둘러싸여 있기 때문에 기존 약제의 효과가 제한됩니다. 현재 전세계적으로 표적항암제 및 면역항암제 임상연구가 진행 중이므로 담당 의사에게 문의하는 것이 필요합니다.

일부 췌장암 환자는 BRCA 1 및 2 유전자 돌연변이를 가지고 있으며, 이는 췌장암의 발생 빈도를 높입니다. 최근 POLO 3상 임상연구 결과에 따르면, BRCA 1 또는 2 유전자 돌연변이를 가진 진행성 췌장암 환자에서 이전 백금 항암제 요법에 반응이 있었던 경우, 올라파립(Olaparib)을 투여할 때 더 나은 무진행 생존 기간(즉, 종양의 진행을 연장함)을 보여주었습니다. 그러나 BRCA 돌연변이 발생 비율이 아시아인에게는 낮기 때문에 일부 환자에게만 적용 가능합니다(아시아인들의 경우 5% 미만의 췌장암 환자가 이 유전자 돌연변이를 가지고 있을 것으로 추정됨). 유방암 및 난소암 가족력이나 병력이 있다면 BRCA 관련 검사를 요청해 볼 필요가 있습니다.

최근 표적항암제 개발이 불가능하다고 여겨졌던 KRAS 유전자 돌연변이의 일부(특히 KRAS G12C)에서 항암제의 개발이 활발하게 진행되고 있으며, 폐암 및 대장암에서는 그 효과가 입증되고 있기도 합니다. 췌장암에서도 임상 연구가 진행되고 있으므로, 만약 KRAS G12C 유전자 돌연변이가 있다면, 현재 참여 가능한 임상 연구 등을 적극적으로 확인하실 것을 추천합니다.

❺ 임상 연구에 대한 이해

임상 연구는 인간을 대상으로 시행되는 연구를 의미하며, 식약처 허가가 되지 않은 새로운 약제나 기기의 효과 및 부작용 판정, 기존 치료 요법의 다른 임상상황 적용, 기존 치료 요법의 실제 성적 확인, 치료 예측 인자 발견 등을 위해 이루어집니다.

임상 연구는 신중하게 계획되며 연구윤리위원회의 검토와 승인이 필요하고, 새로운 약제 투여 및 기기 사용을 포함한 연구의 경우에는 식약처의 허가 역시 필요합니다. 또한 새로운 진단이나 치료법이 임상 연구를 통해 증명된다고 하더라도, 그것이 실제로 환자 진료에 적용되기까지는 시간이 필요합니다. 따라서 임상 연구 참여는 치료 성적을 높일 수 있는 방법이 될 수 있으므로 기회가 있다면 적극적으로 문의하고 참여하는 것이 필요합니다. 단, 모든 임상 연구가 환자에게 도움되는 것은 아니므로 충분히 상의 후 참여 여부를 결정해야 합니다.

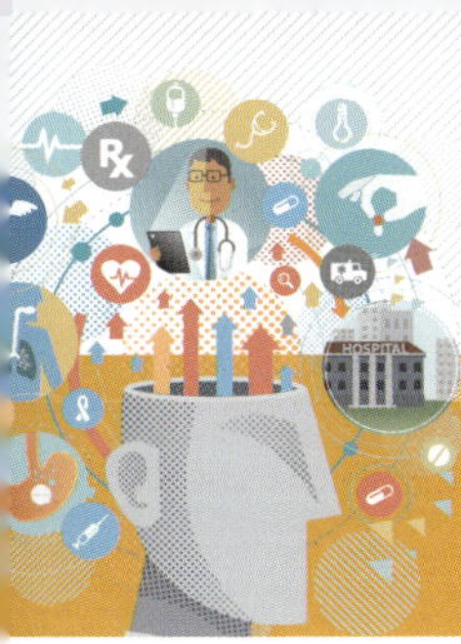

02 담낭암 및 담도암의 항암 치료

분당차병원 내과 전홍재 교수

담도암과 담낭암의 항암 치료는 목적에 따라 크게 둘로 나눌 수 있으며, 수술 후 재발 방지와 완치를 목적으로 시행하는 '보조항암치료(Adjuvant chemotherapy)'와 수술이 불가능한 환자들에게 시행하는 '완화항암치료(Palliative chemotherapy)'가 이에 해당한다.

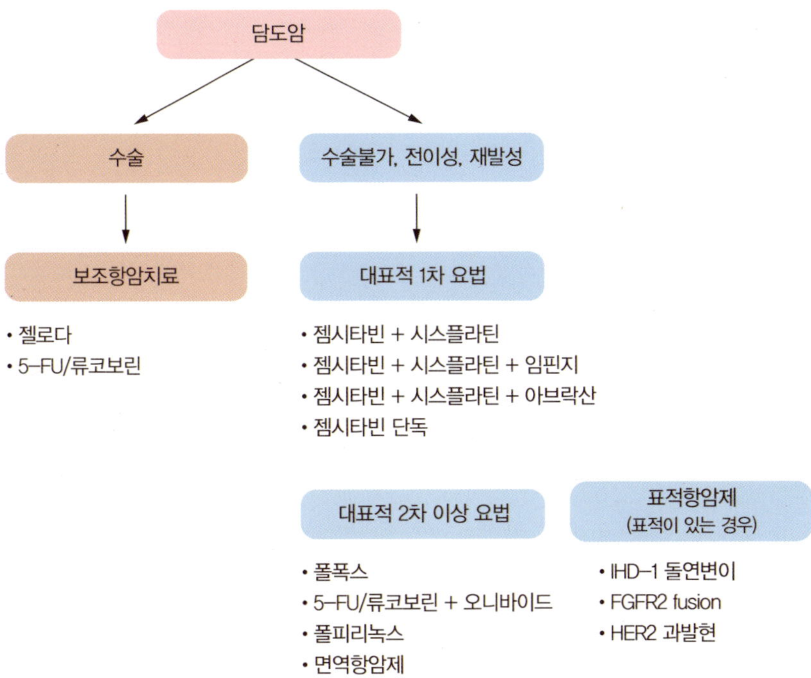
담도암
수술
수술불가, 전이성, 재발성
보조항암치료
대표적 1차 요법
• 젤로다
• 5-FU/류코보린
• 젬시타빈 + 시스플라틴
• 젬시타빈 + 시스플라틴 + 임핀지
• 젬시타빈 + 시스플라틴 + 아브락산
• 젬시타빈 단독
대표적 2차 이상 요법
표적항암제
(표적이 있는 경우)
• 폴폭스
• 5-FU/류코보린 + 오니바이드
• 폴피리녹스
• 면역항암제
• IHD-1 돌연변이
• FGFR2 fusion
• HER2 과발현

그림 6-2-1. 담도암의 항암 치료

보조항암치료는 수술을 통해 눈에 보이는 암을 모두 제거했더라도 혹시 남아있을지 모르는 미세전이 암을 제거하여 완치율을 높이는 것을 목적으로 하며, 보통 6개월 정도의 특정 기간을 정해두고 항암 치료를 진행하게 된다. 반면 완화항암치료는 수술이 불가능한 '국소 진행성', '전이성', '재발성' 담도암 환자의 생존 기간을 늘리고 암의 악화에 따른 불편감과 합병증을 줄이는 것을 목적으로 한다. 따라서 완화항암치료는 보통 목표 기간을 정하지 않고 치료를 시작하는 특성이 있다.

❶ 담도암 수술 후 보조항암치료

1) 카페시타빈(Capecitabine, 젤로다)

담도암에서 지금까지 3상 연구를 통해 효과가 입증된 유일한 항암 치료는 수술 후 카페시타빈(Capecitabine) 6개월 치료이다. 카페시타빈은 경구로 복용하는 5-플루로우라실(5-FU) 계열의 항암제로써 상품명인 '젤로다'로 많이 알려져 있다. 카페시타빈은 대부분 수술 후 12주(3개월) 이내에 보조항암치료를 시작하도록 권고하고 있는데, 이때 '하루 2회, 2주 복용, 1주 휴약'의 일정으로 총 8주기(6개월)를 계획한다. 대표적인 부작용으로는 피로감, 손과 발의 껍질이 벗겨지는 수족증후군, 설사, 구역, 구토 등이 있으므로, 일부 환자들에게는 수족증후군이나 설사로 항암제의 용량을 줄이거나 중단하는 경우가 발생하기도 한다.

2) 5-FU/류코보린(Leucovorin)

5-FU/류코보린 요법은 카페시타빈의 효과가 입증되기 전부터 전통적으로 사용되어 왔던 항암 치료법으로써 카페시타빈과는 달리 주사제로 맞아야 한다. 이 요법의 항암 일정과 관련된 3상 연구가 없기 때문에 단 하나의 정답은 없기 때문에 병원마다 조금씩 차이가 있으나 대부분 비슷한 용

량으로 6개월 간의 치료를 받게 된다.

현재 수술을 받은 담도암 환자의 보조항암치료제는 5-FU 기반의 두 가지 치료(카페시타빈 또는 5-FU/류코보린)가 사용되고 있지만, 그 효능이 만족스러운 수준은 아니므로, 우리나라를 포함한 여러 연구팀이 다양한 임상 시험을 통해 개선의 노력을 기울이는 중이다.

❷ 진행성/전이성 담도암의 항암 치료

1) 1차 치료제

진행성/전이성 담도암을 진단받고 처음으로 쓸 수 있는 1차 항암제는 세포독성 항암제들의 조합 또는 세포독성 항암제와 면역항암제 조합이다.

- **젬시타빈 + 시스플라틴**

두 가지 모두 주사 항암제인 젬시타빈과 시스플라틴의 조합은 3상 임상 시험을 통해 젬시타빈 단독 치료보다 더 좋은 효과를 입증했으며, 2010년 이후부터 현재까지 보편적으로 사용되고 있는 표준 항암 요법이다. 항암 스케줄은 1주차와 2주차에 각각 두 가지 주사를 맞은 뒤 3주째에 쉬는 일정으로 진행된다.

주요 부작용으로는 빈혈, 약간의 탈모, 장기간 투여 시의 신독성, 신경독성이 있으며, 이전에는 시스플라틴으로 인해 구역이나 구토가 흔했지만, 최근에는 항구토제가 발전하여 발생율이 많이 줄어 들었다. 고령이나 전신 상태가 좋지 않은 환자의 경우에는 시스플라틴을 제외하고 젬시타빈을 단독으로 투여하기도 한다.

- **젬시타빈 + 시스플라틴 + 더발루맙(임핀지)**

기존의 표준 치료였던 젬시타빈+시스플라틴에 면역항암제인 더발루맙을 추가한 치료법이다. 2022년 발표된 3상 임상시험(TOPAZ-1)을 통해 기존의 젬시타빈+시스플라틴 조합보다 향상된 치료 성적을 입증했으며, 담도암의 새로운 1차 표준 치료가 되었다. 더발루맙이 부작용이 적은 면역항암제이기 때문에 약제가 셋으로 늘어남에도 불구하고 부작용은 크게 늘어나지 않는다는 장점이 있다. 특히 이 조합의 특징은 면역항암제를 통한 장기 생존율 향상(2년 생존률; 24.9% vs. 10.4%)을 기대할 수 있다는 점이다.

● **젬시타빈 + 시스플라틴 + 펨브로리주맙(키트루다)**

젬시타반+시스플라틴+더발루맙 치료와 비슷하게 기존 표준 치료였던 젬시타빈+시스플라틴에 면역항암제인 펨브로리주맙을 추가한 치료법이다. 2023년 발표된 3상 임상시험(KEYNOTE-966)을 통해 기존의 젬시타빈+시스플라틴 조합보다 향상된 치료 성적을 입증하여 젬시타빈+시스플라틴+더발루맙과 담도암의 새로운 1차 표준 치료가 되었다. 아직까지 급여가 되지 않는 단점은 있지만, 담도암에서 우선 고려되는 1차 치료는 젬시타빈+시스플라틴에 면역항암제를 추가한 3제 요법이라고 할 수 있다.

● **젬시타빈 + 시스플라틴 + 알부민 결합 파클리탁셀(아브락산)**

이 3제 요법은 미국에서 진행한 2상 임상 시험에서 좋은 결과를 보여주었기 때문에 사전 신청이라는 제도를 통해 우리나라에서 투여할 수 있었다. 그러나 2023년 발표된 3상 임상 연구(S1815)에서는 실망스럽게도 전체 환자의 생존 기간의 연장을 입증하는 데 실패했다. 그렇지만 암의 크기를 줄이는 데 효과(치료 반응률)가 있고, 국소 진행성 담도암에서 비교적 좋은 성적을 보인 결과를 바탕으로 일부 담도암 환자들에게 선택적으로 사용되고 있다. 기존의 젬시타빈+시스플라틴 치료에 또 다른 세포독성항암제인 아브락산이 추가되면서 전반적으로 혈액학적 부작용(호중구 감소증, 빈혈, 혈소판 감소증)의 발생 빈도가 상승하기 때문에 탈모나 신경독성(손발저림)의 부작용이 나타날 수 있다.

2) 후속 치료제

1차 항암치료 후 내성이 생겨 암이 진행하거나(크기가 커지거나 새로운 병변이 생겼을 때), 또는 1차 항암치료의 부작용이 너무 심해 중단하였을 경우 후속항암치료로 넘어가게 된다.

표 6-2-1. 담도암 1차 항암 치료 연구 결과 비교

연구		ABC-02[1]	TOPAZ-1[2]	KEYNOTE 966[3]	S1815[4]
치료제		젬시타빈/ 시스플라틴 vs. 젬시타빈	젬시타빈/ 시스플라틴/ 임피지 vs. 젬시타빈/ 시스플라틴	젬시타빈/ 시스플라틴/ 키트루다 vs. 젬시타빈/ 시스플라틴	젬시타빈/ 시스플라틴/ 아브락산 vs. 젬시타빈/ 시스플라틴
치료결과	생존기간(개월)	8.1 → 11.7 $p < 0.001$	11.5 → 12.8 $p = 0.021$	10.9 → 12.7 $p = 0.0034$	12.7 → 14.0 $p = 0.65$
	무진행 생존기간(개월)	5.0 → 8.0 $p < 0.001$	5.7 → 7.2 $p = 0.001$	5.6 → 6.5 $p = 0.023$	6.4 → 8.2 $p = 0.43$
	치료 반응률	15.5% → 26.1%	18.7% → 26.7%	29% → 29%	22% → 31%

● FOLFOX('폴폭스': 5-FU + 류코보린 + 옥살리플라틴)

3상 임상 시험에서 성과를 보여주어 표준 치료로 자리 잡은 조합이다. 현재 담도암의 후속 항암치료 중 가장 높은 근거 수준(Level of evidence)을 가진 약제로, 현재 사전 신청 요법을 통해 투여할 수 있다. 모두 주사제로 투여 시간이 48시간 이상 소요되며, 첫날 '옥살리플라틴', '5-FU', '류코보린'을 맞고, 추가로 5-FU를 연속으로 투여한다. 인퓨저를 사용할 경우, 가정에서도 항암제를 맞을 수 있다는 장점이 있는데, 주요 부작용으로는 무기력증과 호중구 감소증이 있으며, 장기간 사용 시에는 신경독성(손발 저림, 통증, 감각 이상)이 발생할 수 있다.

그러나 모든 항암제를 통틀어 아주 힘든 요법은 아니기 때문에 일부를

제외하면 많은 환자가 잘 견디는 편에 해당하며, 고령의 환자들에게도 경우에 따라 용량을 줄여 투여 가능하다.

● **5-FU + 류코보린 + 리포좀 이리노테칸** (Liposomal irinotecan, **오니바이드**)

국내에서 진행된 2상 임상 연구를 통해 5-FU+류코보린에 비해 향상된 치료 성적을 입증한 항암제 조합이다. 중앙 무진행 생존 기간을 1.4개월에서 7.1개월로 연장시켰으며, 현재 사전 신청 요법을 통해 비급여로 투여할 수 있다. FOLFOX와 마찬가지로 모두 주사제로 투여 시간이 48시간 이상 소요되며, 첫날 '오니바이드', '류코보린'을 맞은 후 '5-FU' 약제를 연속으로 투여하는데 인퓨저를 사용하면 가정에서도 투약이 가능하다. 주요 부작용으로는 호중구 감소증, 쇠약감, 변비, 설사, 구역, 구토 등이 있으며, 오니바이드 병용 요법은 최근 유럽 환자들을 대상으로 진행했던 2상 연구 결과에서는 생존기간을 향상시키지 못하는 것으로 확인되어 향후 추가 결과 확인이 필요하다.

● FOLFIRINOX(**'폴피리녹스'**: 5-FU + LV + irinotecan + oxaliplatin)

앞서 소개한 FOLFOX 요법에 이리노테칸 Irinotecan)이 추가된 요법이다. 역시 48시간 이상의 투여 시간이 소요되며 모든 약제는 주사제로 췌장암 치료에 주로 사용된다. 또한 FOLFOX 요법처럼 무기력증, 호중구 감소증, 신경독성이 발생할 수 있으며, FOLFOX 요법에 비해 설사, 탈모, 빈혈, 호중구 감소증이 더 발생할 수 있다. 전반적으로 FOLFOX보다 좀 더 힘든 요법이며, 용량을 변형한 요법(modified FOLFIRINOX)으로 투여되는 경우가 있다.

● 5-FU + LV (5-FU + **류코보린**)

오래 전부터 많이 사용된 항암제로써 FOLFOX나 FOLFIRINOX 요법을 사용하기 어려운 환자들(고령, 전신 상태가 좋지 않은 경우)을 대상으로 고려되며, 다른 요법에 비해 효과가 떨어지지만 그만큼 부작용 역시 적다.

● XP 요법(젤로다 + 시스플라틴)

예전에는 많이 사용되었지만 설사나 수족증후군 등의 독성이 심해 FOLFOX 요법이 등장한 후 우선적으로 고려되지 않는 요법이다. 일정은 젤로다를 하루 2번씩 2주 간 복용한 후 1주 휴약하며, 주사제인 시스플라틴을 3주마다 투여한다. 사전 신청을 통해 사용할 수 있다.

3) 표적항암제

최근 담도암에서도 차세대 염기분석법(Next generation sequencing, NGS) 검사의 도입으로 새로운 유전자 변이들이 발견되고 있으며, 이에 따라 이들 표적에 대한 다양한 임상 연구 역시 진행되고 있다.

다양한 유전자 이상들 중 담도암과 관련된 중요한 유전자 변이들을 정리하면 다음과 같다.

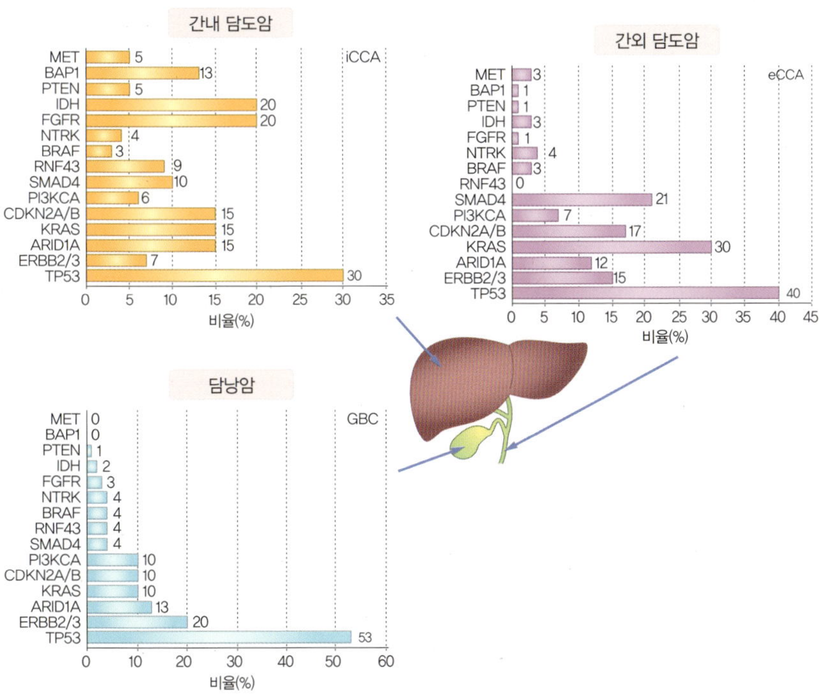

그림 6-2-2. 암 관련 유전자 변이

- 간내담도암: FGFR 1–3 fusion, amplification, and mutations (11~45%), IDH 1 or 2 mutation (23~28%), BAP1 mutation (13%)
- 간외담도암: HER–2 amplification (11~17%)
- 담낭암: HER–2 amplification (10~20%)

그러나 담도암에서 NGS 기반의 표적치료들은 현재까지는 비급여 치료나 임상 연구 참여를 통해 조건을 만족하는 소수의 환자에게만 적용 가능한 상태이며, 국내에서 투여 받기 위해서는 적극적 임상 연구에 참여하는 방법을 고려해야 한다.

● IDH–1 저해제(Ivosidenib)

이전 치료에 실패한 진행성 담도암 환자 중 IDH–1 돌연변이가 있는 환자를 대상으로 한 3상 임상 연구에서 IDH–1 저해제인 'Ivosidenib'은 위약에 비해 좋은 치료 효과를 보였다. 이에 미국 FDA에서는 'Ivosidenib'을 이전 치료에 실패한 IDH–1 돌연변이 양성 진행성 담도암 환자에게 2차적으로 사용할 것을 허가했다. 그러나 아쉽게도 아직 국내에서는 IDH–1 돌연변이를 대상으로 한 치료가 제한되고 있어 임상 연구 참여 등을 통한 치료만 가능하다.

● FGFR2 fusion/rearrangement (Pemigatinib, Infigratinib)

이전 치료에 실패한 진행성 담도암 환자 중 FGFR2 fusion이나 rearrangement가 있는 환자를 대상으로 진행한 2상 임상 연구에서 좋은 효과를 보인 Pemigatinib, Infigratinib 그리고 Futibatinib를 미국 FDA에서 승인했다. 현재 국내에서는 Pemigatinib만이 비급여로 사용 가능한 상태이다.

● HER2 저해제[Pertuzumab(퍼제타) + Trastuzumab(허셉틴)]

FOLFOX+HER2 저해제(Trastuzumab(허셉틴))

이전 치료에 실패한 진행성 담도암 환자 중 HER2 발현이 있는 환자를 대상으로 진행한 2상 임상연구에서 퍼제타+허셉틴 병합 치료는 좋은 효과를 보여 현재 국내에서 사전 신청 요법으로 사용 가능하다.

HER2 저해제의 주요 부작용은 심장 독성이므로 투여 환자의 정기적 심장 초음파 검사가 권고된다. 또한 최근 국내에서 진행된 허셉틴과 FOLFOX를 병용한 연구에서는 약 30%의 반응률과 80%의 질병 조절률이 나타남에 따라 사전 요법으로 투여가 가능하다.

4) 면역항암제(옵디보, 키트루다) 단독 치료

젬시타빈과 시스플라틴 기반의 1차 항암 치료 후 병이 진행했을 때, 후속 치료로 면역항암치료를 사용해볼 수 있다. 현재 옵디보와 키트루다가 사전 신청 제도를 통해 사용 가능하며, 옵디보는 모든 환자에게 사용 가능하지만 키트루다는 암조직의 면역 염색에서 PD-L1 발현이 있는 환자에게만 사용 가능하다.

면역항암제는 치료 반응이 좋은 환자에서는 매우 좋은 효과를 보이며, 그 효과가 지속된다는 장점도 있다. 그러나 일부 선택받은 환자에게서만 좋은 효과가 나타나므로, 면역항암치료에 효과가 있을 수 있는 환자를 미리 찾아내는 바이오마커의 발굴이 매우 중요하다. 지금까지는 PD-L1 발현이 높거나 MSI-high(현미부수체 불안정성, Microsatellite instability-high) 또는 NGS에서 확인 가능한 검사인 TMB-high(종양 돌연변이 부하, Tumor mutation burden-high)인 경우 면역항암제에 반응이 있다고 알려져 있다.

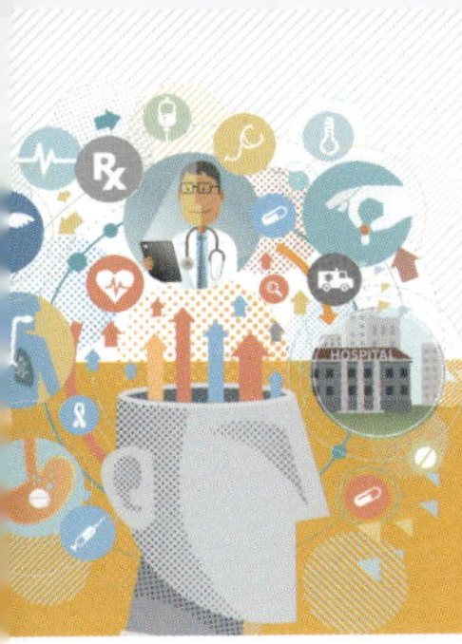

03 면역항암치료란?

분당차병원 내과 전홍재 교수

❶ 면역항암치료를 통한 새로운 변화

2015년 면역항암치료의 효과를 널리 알린 사건이 있다. 바로 미국의 지미 카터 전 대통령이 흑색종 판정을 받았던 것인데, 당시 그는 흑색종이 뇌와 간까지 전이되어 있어 완치를 기대하기 어려운 상황이었다. 게다가 90세가 넘는 고령이었기 때문에 항암 치료의 부작용을 견디는 것을 기대하는 일 역시 힘들었다. 그러나 그는 당시 신약이었던 '키투르다'라는 면역관문억제제 치료를 받았으며, 몇 개월 뒤 완치 판정을 받았다. 이러한 카터 대통령의 케이스는 희망을 기대하기 어려웠던 4기암 환자에서의 면역항암치료를 통한 장기 생존 및 완치의 가능성을 보여주었다. 또한 기존의 항암제와는 다르게 적은 부작용으로 과거에는 치료를 시도하는 것조차 어려웠던 고령의 암 환자도 항암 치료가 가능할 수 있다는 사실을 증명하며, 암 치료의 새로운 시대가 도래했음을 알렸다.

현재 암과의 전쟁에서 우리 인류에게 쥐어진 무기는 크게 수술, 방사선 치료, 항암 치료로 분류할 수 있다. 그중 수술은 가장 단순하면서도 완치를 위한 강력한 무기이지만, 다른 장기로 암이 전이되었을 때는 큰 역할을 하기 어렵다. 방사선 치료는 20세기 초에 도입된 치료법으로 강력한 방사선을 암 부위에 조사하여 암세포를 죽이는 국소 치료 방법으로써 수술로 접근이 어려운 위치에 있는 암을 제거하거나 커다란 암의 크기를 일차적으로 줄이는 방식으로 수술을 좀 더 쉽고 완전하게 시행하기 위한 사전 작업으로 많이 쓰이고 있다. 그러나 방사선 치료 또한 암이 다른 장기로 전이되었을 때는 그 역할이 제한되며 진행성·전이성 암의 경우에는 항암 치료가 주치료가 되는 경우가 많다.

항암 치료는 1950년대부터 개발된 치료법으로 여러 세대의 발전을 거듭하며 오늘날까지 이르렀다. 1세대 항암제는 세포독성 항암제인데 항암 치료라는 단어를 들으면 흔히 떠올리는 힘겹고 고통스러운 이미지들은 대부분 이 세포독성 항암제의 부작용으로부터 비롯된다. 세포독성 항암제는 분열이 빠른 세포를 주된 공격 대상으로 삼기 때문에 암세포뿐만 아니라 피부점막세포, 모낭세포, 골수세포와 같은 정상 세포들까지 공격하여 구내염, 설사, 탈모, 빈혈이나 면역 저하 같은 부작용을 나타낸다. 그러므로 당연히 기저 질환 등으로 전신 상태가 좋지 않은 환자나 고령 환자는 이 치료를 견디기 어려운 경우가 많다.

2000년을 전후해서는 2세대 항암제인 표적항암제가 새롭게 등장했다. 표적항암제는 세포독성 항암제와 달리 암 내부에 존재하는 특정 분자 표적만을 공격하는 약제로, 융단 폭격이 아닌 정밀한 유도 미사일 공격으로 이해할 수 있다. 2000년 이후 수많은 암의 표적과 이를 위한 표적항암제가 개발되면서 항암 치료에 큰 진전이 있었으며, 덕분에 수많은 암 환자가 더 오래 생존할 수 있게 되었다. 그러나 문제는 암의 생존력이 훨씬 강하다는 점이며, 표적 치료로 1년 정도 암을 잘 치료하다가 슬그머니 내성이 생겨서 더 이상 효과가 없어지면 어쩔 수 없이 다른 치료제로 바꿔야 하는 상황들이 비일비재하게 발생한다. 또 암 환자 중 표적 치료가 가능한 표적을 지닌 환자들은 전체 환자 중 일부에 불과했다.

이 같은 상황에서 2010년 경부터 등장한 것이 바로 3세대 항암제인 면역항암치료이다. 오늘날의 면역항암치료의 시대를 열게 해준 약제가 바로 '면역관문억제제'이기 때문에 현재 고형암에서 면역항암치료를 받는다

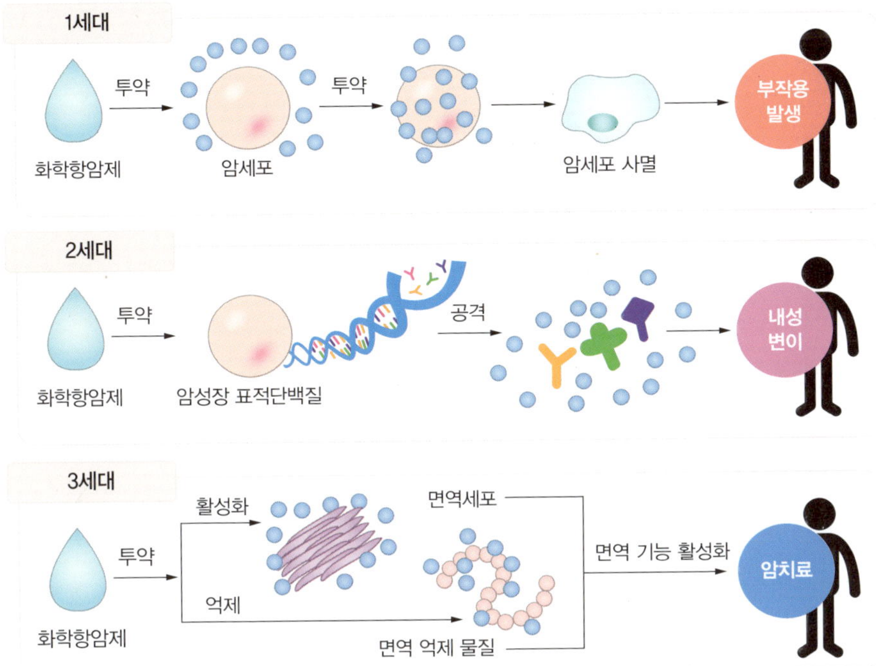

그림 6-3-1. 항암제 작용 원리의 비교

는 것은 면역관문억제제를 투여한다는 의미와 같다고 봐도 무방할 것이다.

흥미롭게도 면역항암제가 공략하는 타깃은 기존의 항암제와 달리 암 자체가 아니다. 면역항암제의 타깃은 우리 몸에서 제대로 기능하지 못하고 있던 우리 자신의 면역계이다. 이 같은 특성 때문에 면역항암치료는 기존의 항암제와 구분되는 몇 가지 차별성을 갖는다.

첫째, 여러 종류의 암에 공통적으로 효과를 보인다는 점이다. 이전의 항암제들은 특정 암종에서만 효과를 보이는 경우가 많았다. 그래서 항암제는 췌장암 약과 담도암 약이 각각 개별적으로 존재했다. 그러나 면역항암제는 '우리 몸의 면역계'라는 누구나 지니고 있는 공통적 특성을 이용하므로 보편적 적용이 가능하며, 실제 위암, 간암, 담도암, 폐암으로 서로 다른 암을 가지고 있는 환자들이 동일한 면역항암제로 치료받으며 효과를 볼 수도 있다. 이때 한 가지 오해하지 말아야 할 사실은 면역항암제가 여러 종류의 암에서 효과를 보인다는 의미가 여러 종류 암의 모든 환자에게서 효과를 보인다는 것이 아니라 여러 종류의 암에 걸린 각각 일부의 환자에게서 효과를 보인다는 점이다.

둘째, 효과가 있는 경우에는 장기간 효과가 유지되어 완치 가능성도 기대해 볼 수 있다는 점이다. 암은 특정 약제에 대해서는 진화를 통해 쉽게 내성을 만들어낼 수 있지만, 기억 능력과 적응력이 탁월한 면역계에 대해서는 내성을 보이기가 쉽지 않다. 따라서 말기암 환자라 하더라도 면역항암치료에 효과를 보이는 환자는 장기 생존뿐만 아니라 완치까지도 기대할 수 있게 된다.

셋째, 부작용이 적다는 점이다. 면역항암치료는 억제되어 있던 우리 몸의 면역계를 다시 활성화하는 자연스러운 치료법인 동시에 이는 암세포에만 특이적으로 작용하기 때문에 기존의 항암제와 달리 치명적 부작용이 발생할 가능성이 낮으며, 고령의 전신 상태 때문에 좋지 않은 환자에게도 안정적으로 사용할 수 있다는 장점이 있다.

이처럼 면역항암치료의 좋은 성과들이 쌓이고 인정받게 되면서 2018년 노벨 생리학 · 의학상은 면역항암치료 개발의 토대를 제시한 제임스 앨리슨 교수와 혼조 다스쿠 교수에게 돌아갔다. 그 결과, 면역항암치료는 암치료의 중요한 축으로 자리잡게 되었으며, 비록 아직 모든 환자에게 보장된 결과를 제공하지는 않지만 이전에는 불가능했던 4기 암 환자의 완치 사례를 더 이상 드물지 않게 목격할 수 있는 여건을 가능하게 했다.

❷ 면역항암치료의 기전과 치료 전략

앞서 언급한 바와 같이 면역항암치료는 억제되어 있던 우리 몸의 면역계를 재활성화해서 다시 암과 싸우도록 만드는 기전을 이용한다. 그렇다

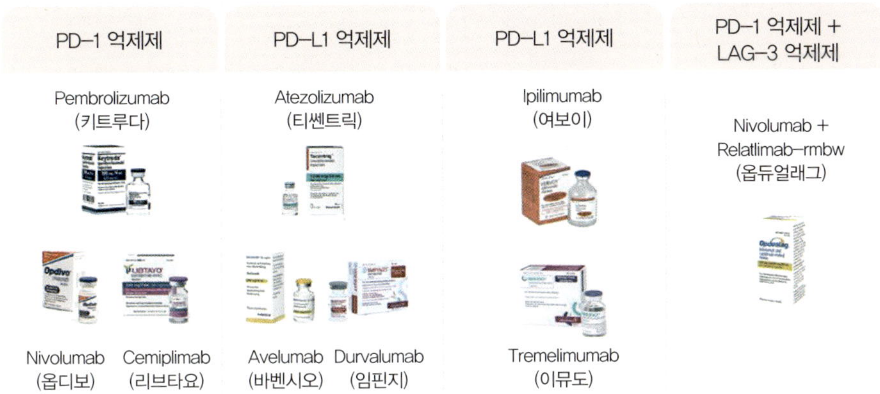

그림 6-3-2. 다양한 종류의 면역관문 억제제

면 우리 몸의 면역계는 왜 진작 암과 싸우지 않고 잠들어 있었던 걸까? 이는 바로 암이 교활하게도 우리 몸의 면역계가 암을 인식하여 공격하지 못하게 하는 '면역관문'이라는 투명 망토를 이용하기 때문이다. 그리고 이러한 암의 투명 망토를 벗겨내는 치료법이 바로 '면역관문 억제제'인 것이다. 현재까지 다양한 면역관문들이 발견되었으며, 그중 가장 대표적인 면역관문으로 알려진 것이 PD-1 또는 CTLA-4이다. 그리고 이들의 작용을 억제하는 면역관문 억제제들이 여러 제약사에서 개발되어 아래 도표의 내용과 같이 존재한다.

면역항암제에 관한 오해 중 하나는 '면역항암제가 모든 암에 효과가 있다'라고 생각하는 것이다. 면역항암제 원리가 인체의 면역계 활성화를 기반으로 암을 제거하는 보편적 기전을 사용하기 때문에 폐암, 위암, 간암, 담도암, 신장암, 방광암, 두경부암, 흑색종 등 다양한 암종에서 효과를 보인다는 것은 사실이다(안타깝게도 아직까지 췌장암에서 효과를 입증한 데이터는 없다). 그렇다고 이것이 '모든 암에 효과가 있다'라는 의미는 아니다. 정확히 말하자면, 다양한 암종에서 각각 일부 환자에게서 효과를 보인다고 말하는 것이 타당하다. 즉, 치료 효과가 있는 일부 환자에게는 장기 생존의 기회까지도 제공할 수 있지만, 효과가 없는 상당수 환자에게는 전

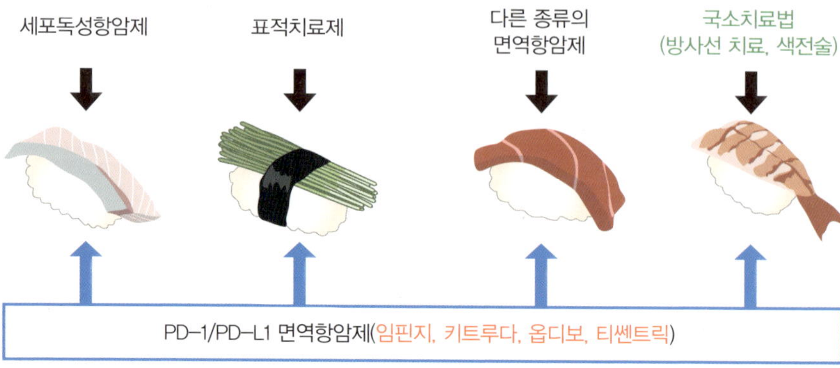

그림 6-3-3. 면역항암제 병합 치료 전략

혀 도움이 되지 못하고 소중한 시간과 돈만 낭비하게 할 수도 있다는 뜻이다. 그 때문에 일각에서는 면역항암제를 '선택받은 자를 위한 항암제'라고 부르기도 한다. 그로 인해 최근에는 면역항암제의 이러한 제한된 치료 효과를 향상하기 위해 다음과 같은 다양한 치료법들과 병용 치료하는 전략을 취하고 있다. 1) 세포독성항암제와 병합 치료하기도 하고(담도암, 폐암, 위암 등), 2) 표적치료와 병합 치료하기도 하며(간암, 신장암 등), 3) 서로 다른 기전의 면역항암치료와 병합 치료하기도 하고(흑색종, 간암, 신장암 등), 4) 방사선 치료, 색전술 등의 국소 치료와 병합 치료하기도 한다.

❸ 면역항암치료의 부작용

면역항암제는 이전에 나온 항암제들에 비해 부작용이 적고 독성 측면에서도 안전하므로 80세 이상 고령이나 전신 상태가 좋지 않은 환자에게도 비교적 안전하게 투약할 수 있다는 장점이 있다. 이러한 특성 덕분에 면역항암제는 부작용이 없다고 오해하기 쉽지만 상대적으로 안전한 치료제일 뿐 부작용이 아예 없는 것은 아니다. 다만 면역항암제의 부작용은 기존 항암제와는 조금 다른 양상으로 나타나는 경우가 많다. 면역항암제의 작용

원리는 암세포와 싸우는 면역 세포를 활성화하여 암세포를 더욱 잘 공격하도록 돕는 것인데, 면역 세포의 활동이 지나치게 활발해지면 암세포뿐만 아니라 정상 세포도 공격하는 자가면역질환이 발생할 수 있다. 즉, 일반적 항암 치료가 면역을 약화시키는 것과 달리 면역항암치료는 면역을 과도하게 증강시켜 부작용이 생길 수 있다는 점이 조금은 아이러니하게 느껴진다.

한편 면역항암제로 인한 부작용은 대부분 '염'으로 끝나는 이름을 지니고 있는데, 이는 전신의 자가면역성 염증 반응이 부작용 발생의 주된 기전임을 의미한다. 이론적으로는 심장, 뇌, 위장관, 호흡기, 내분비계, 신장, 피부 등 체내의 모든 장기에 염증이 생길 수 있다. 그나마 다행스러운 점은 대부분의 부작용이 경미한 정도이기 때문에 생명에 지장까지는 없다는 사실이다.

현재까지의 통계 자료를 종합해 보면, 면역항암제 치료를 받는 환자들이 면역 관련 부작용으로 사망할 확률은 1% 미만이다. 게다가 최근 들어

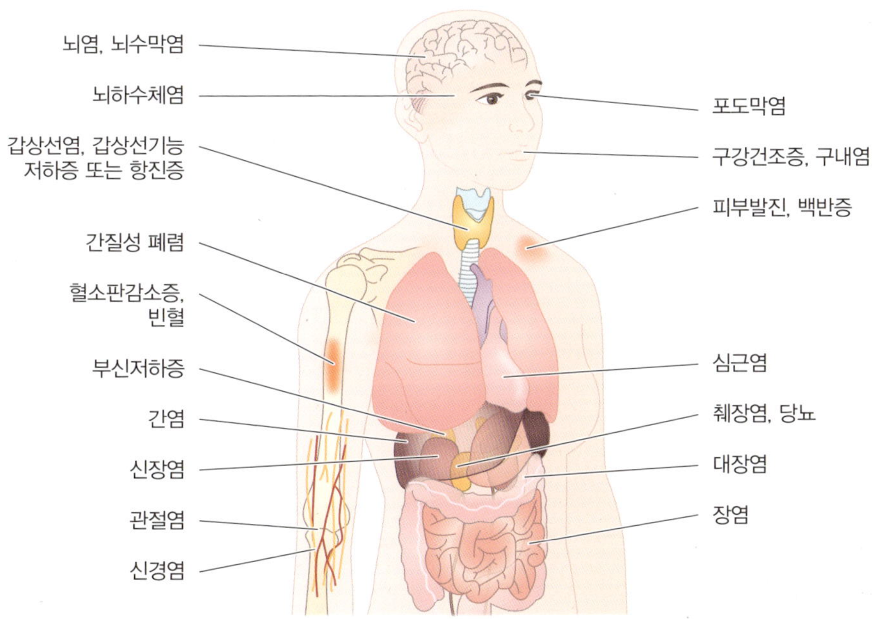

그림 6-3-4. 면역항암치료 중 발생할 수 있는 다양한 부작용

이런 면역 관련 부작용 발생이 그저 해롭기만 한 것이 아니라 유익한 현상일 수 있다는 연구 결과들도 발표되고 있다. 즉, 면역 부작용은 환자의 면역계가 그만큼 강력하게 활성화된 결과라는 주장인 것이다.

면역항암치료의 눈부신 발전은 이제 막 시작했다. 많은 전문가가 면역관문억제제의 발견을 페니실린의 발견에 비유하곤 한다. 페니실린의 발견이 인류를 감염병으로부터 해방하는 첫걸음이 되었던 것처럼 오늘날의 면역항암제 발견은 인류를 암과의 전쟁에서 승리로 이끄는 실마리가 될 것으로 기대되고 있다.

췌장암이나 담낭/담도암 환자에서 시행하는 항암화학요법 (혹은 항암치료)의 종류는 3가지이며 수술 전에 시행하는 선행 항암화학요법, 수술 후 재발 방지와 완치를 목적으로 시행하는 보조항암화학요법 그리고 수술이 불가능한 환자에서 시행하는 완화항암화학요법이 있습니다.

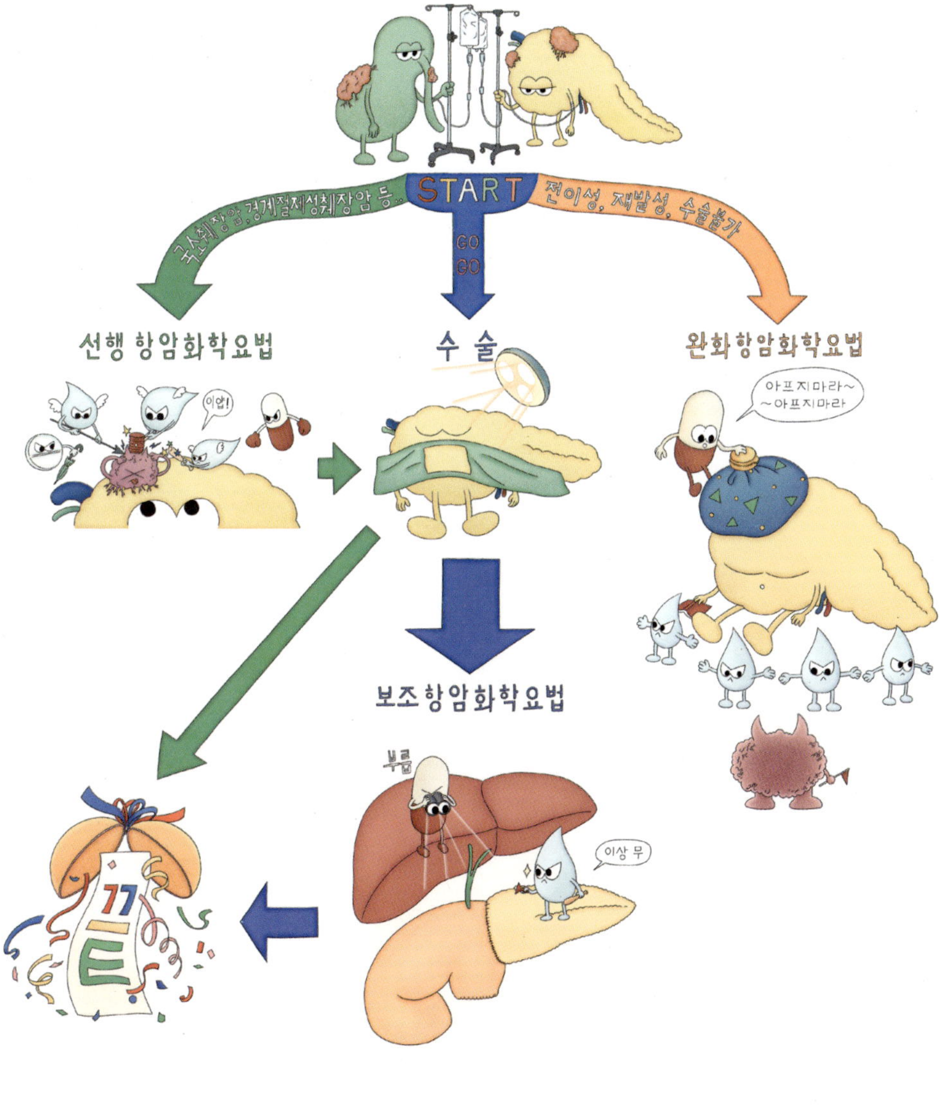

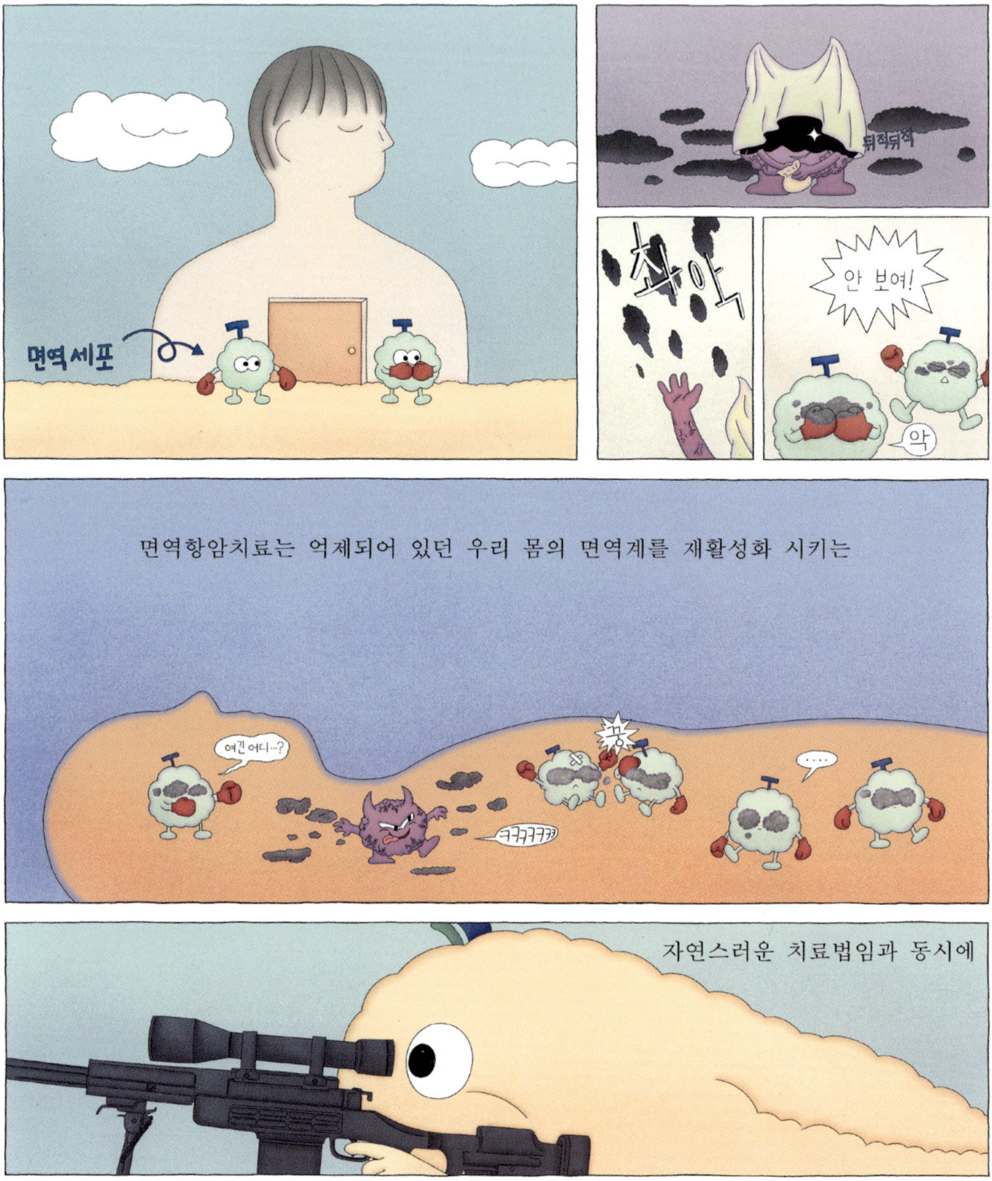
면역세포
뒤적뒤적
안 보여!
악
면역항암치료는 억제되어 있던 우리 몸의 면역계를 재활성화 시키는
여긴 어디…?
쿵
....
자연스러운 치료법임과 동시에

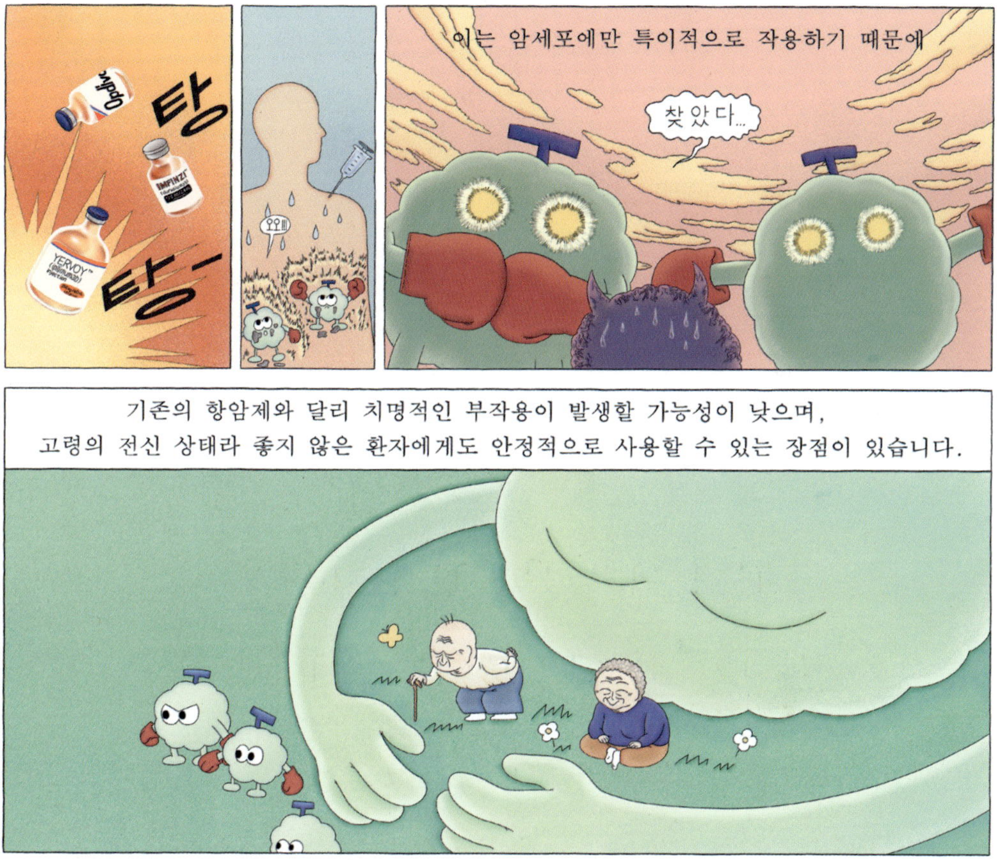
탕
탕-
오오!!
이는 암세포에만 특이적으로 작용하기 때문에
찾았다...
기존의 항암제와 달리 치명적인 부작용이 발생할 가능성이 낮으며,
고령의 전신 상태라 좋지 않은 환자에게도 안정적으로 사용할 수 있는 장점이 있습니다.

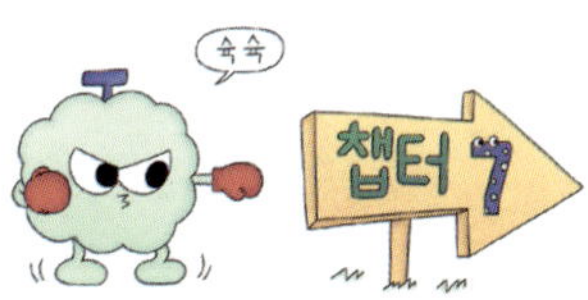
슉슉
챕터 7

PART 7

췌장암 및 담낭암/담도암의 방사선 치료

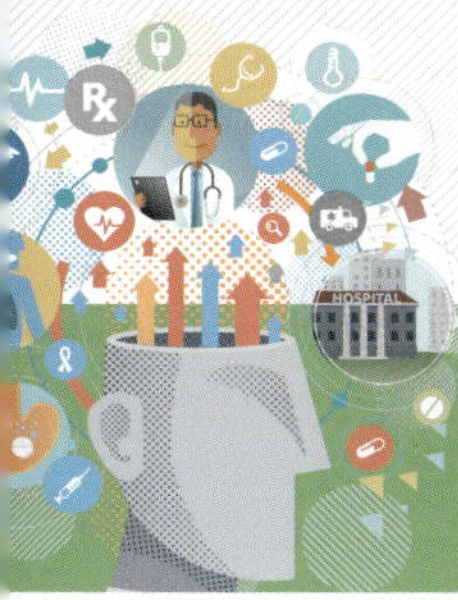

01

방사선 치료 및 중입자 치료

연세대학교 세브란스병원 방사선종양학과 이익재 교수

❶ 췌장암과 담도암에 대한 기본 이해

췌장암과 담도암은 소화계통에 발생하는 암으로 초기 발견이 어려워 치료가 까다로운 특징을 가지고 있습니다. 따라서 수술이 어려운 경우가 많기 때문에 방사선 치료가 적용되는 경우가 많습니다.

❷ 방사선 치료의 적응증과 역할

방사선 치료는 췌장암과 담도암의 다양한 치료 방법 중 하나로 고에너지 방사선을 이용해 암세포를 파괴하며, 특히 수술이 불가능한 환자나 수술 후 잔여 암세포를 제거하기 위해 사용됩니다.

1) 적응증

- 수술 전 선행 보조 요법: 수술 전 암의 크기를 줄이거나 수술이 가능한 상태로 만드는 데 사용됩니다.
- 수술 후 보조 요법: 수술 후 남아 있을 수 있는 미세한 암세포를 제거함으로써 재발을 방지합니다.
- 국소 진행성 암 치료: 수술이 불가능한 국소 진행성 췌장암이나 담도암에 적용되어 증상 완화와 함께 생존율을 향상하는 데 도움을 줍니다.

2) 역할

방사선 치료는 암세포의 DNA를 손상시켜 암세포 성장과 분열을 억제하며(그림 7-1-1), 주변 정상 조직의 손상을 최소화하면서 암 조직에만 집중적으로 방사선을 조사합니다. 이때 인접한 정상 세포들도 방사선의 영향을 받지만, 정상 세포들은 암세포보다 회복 능력이 더 좋기 때문에 치료 후에는 대부분 회복됩니다.

❸ 방사선 치료의 종류

방사선 치료는 다양한 기술이 적용되어 암의 위치 및 크기와 단계에 따라 맞춤형 치료가 가능합니다.

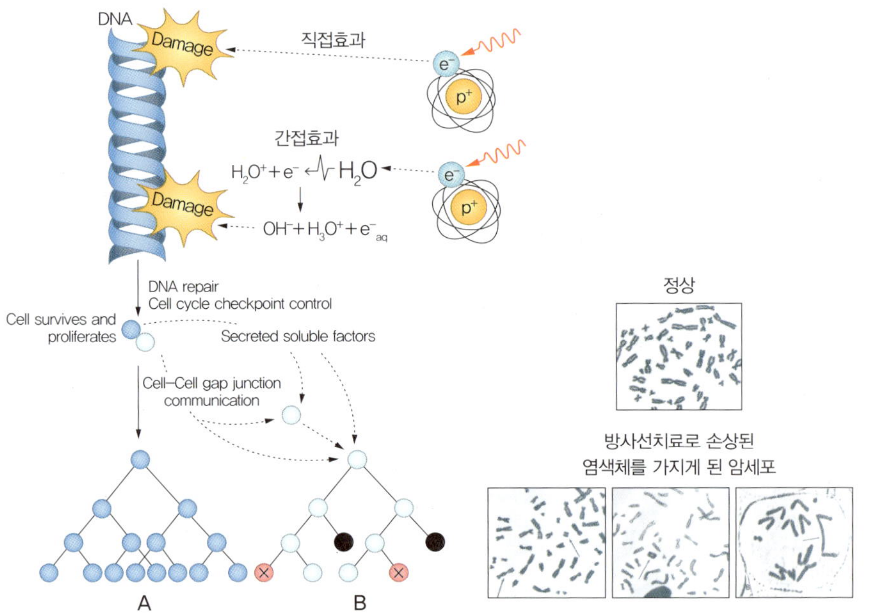

그림 7-1-1. 방사선이 암세포를 파괴하는 기전. 방사선 치료로 DNA가 손상되어 비정상적 염색체를 가지게 된 암세포는 서서히 사멸하게 된다.(Morgan W F, Sowa M B PNAS 2005; 102: 14127–14128)

1) 외부방사선치료(External Beam Radiation Therapy, EBRT)

가장 일반적 형태의 방사선 치료로 몸 외부에서 방사선을 암 조직에 조사합니다(그림 7-1-2). 세기조절방사선치료(IMRT), 정위성방사선치료(SBRT) 등이 이에 해당합니다.

- **세기조절방사선치료(IMRT: Intensity Modulated Radiotherapy)**

세기조절방사선치료(IMRT)는 방사선에 민감한 조직 주변의 종양을 치료할 때 부작용을 줄이고 종양에 충분한 방사선량을 전달 가능합니다. 세기조절방사선치료는 컴퓨터로 제어되는 다엽콜리메이터를 통해 여러 방향에서 불균등한 방사선을 조사하여 종양에 맞춤형 방사선 치료를 제공합니다.

- **정위적방사선치료(SBRT: Stereotactic Body Radiotherapy)**

정위적방사선치료(SBRT: Stereotactic body radiotherapy)란 기존에 1~2개월에 걸쳐서 진행되던 방사선 치료에 비해 치료횟수를 1회 또는 3~5회 정도로 줄이고, 일회 치료선량을 높여 종양에 대한 생물학적 유효선량(Biologically effective dose)이 기존의 방사선 치료에 비해 1.5~2배 높아진 방식으로 종양을 없애는 기법입니다.

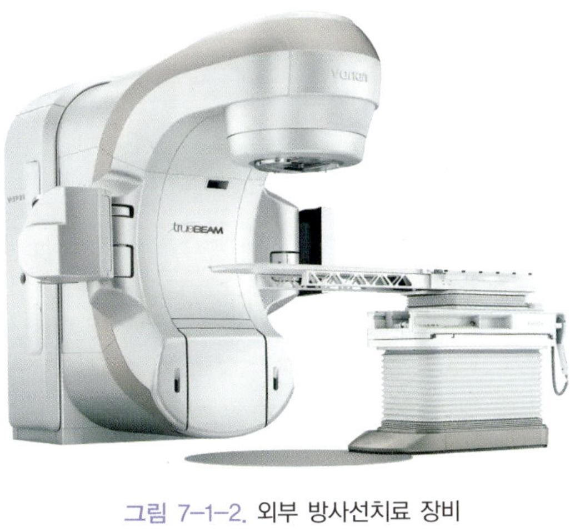

그림 7-1-2. 외부 방사선치료 장비
(출처: https://www.varian.com/products/radiotherapy/treatment-delivery/truebeam)

2) 양성자 치료(Proton Therapy)

양성자를 사용해서 암세포를 파괴하는 방사선 치료 방법입니다. 양성자는 X선과 달리 Bragg peak라는 특성을 가지고 있으므로 정해진 깊이에서 방사선 에너지를 집중시킬 수 있습니다. 그로 인해 주변 정상 조직의 손상을 더욱 줄이면서 치료 효과는 극대화할 수 있습니다.

3) 중입자 치료(Heavy Charged Particle Therapy)

탄소 이온을 포함한 무거운 입자를 사용하는 치료 방법으로, 양성자 치료와 같은 Bragg peak라는 특성을 가지고 있으며 보다 더 큰 생물학적 효과를 가집니다(그림 7-1-3, 7-1-4). 탄소 이온은 암 조직에 도달해서 에너지를 방출하고, 이때 방사능 에너지가 암세포의 DNA를 끊어내며 살상합니다. 중입자 치료는 전통적 방사선 치료에는 반응이 덜한 암종에 효과적이며, 부작용을 줄이는 동시에 높은 치료 효과를 기대할 수 있습니다.

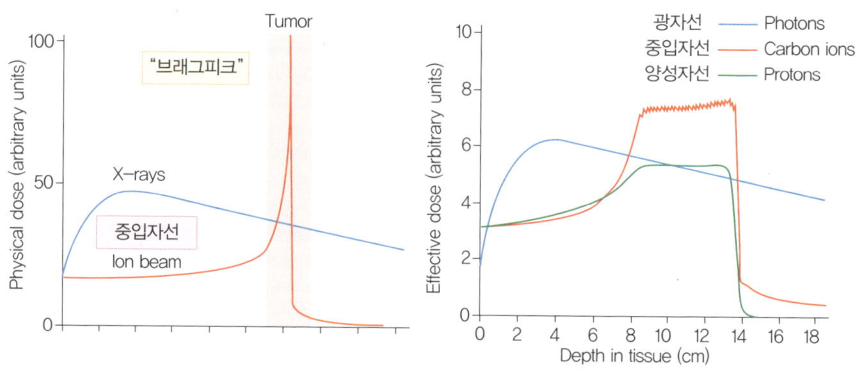

그림 7-1-3. 기존 방사선(광자선)과 양성자선, 중입자선의 물리학적 특성 비교

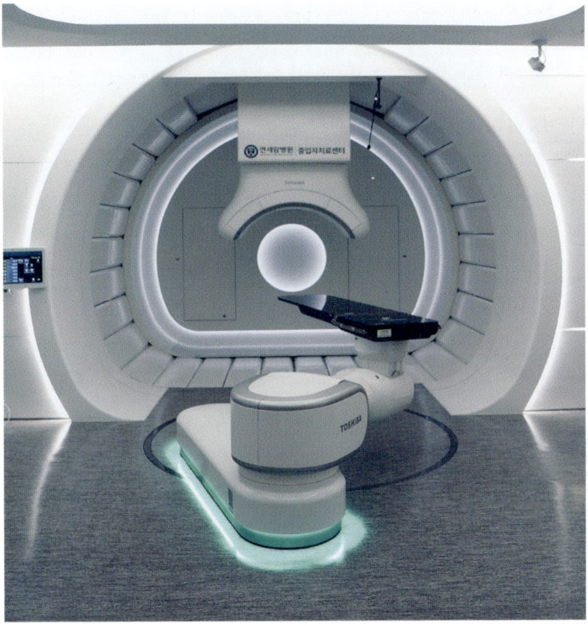

그림 7-1-4. 중입자치료센터의 회전형 치료실 전경

❹ 치료 과정

- 준비 단계: 방사선종양학과 의사와 상담 후 치료 계획을 위한 CT나 MRI를 통해 암의 위치와 크기를 정확히 파악합니다(그림 7-1-5).
- 치료 계획: 의료팀은 환자마다 최적의 치료 방법과 방사선 선량을 결정합니다.
- 치료 실행: 주로 평일에 진행되는 방사선 치료는 일주일에 4~5회 정도 시행되며 치료는 몇 분에서 수십 분간 지속될 수 있습니다.

❺ 치료 중 주의 사항

방사선이 조사되는 피부에 과도한 자극은 피합니다. 예를 들어 뜨거운 찜질이나 얼음 찜질 및 직사광선 등은 피해야 합니다. 사우나나 찜질방 이용 및 통목욕 역시 피하도록 하며, 가벼운 샤워는 가능하지만 미지근한 물

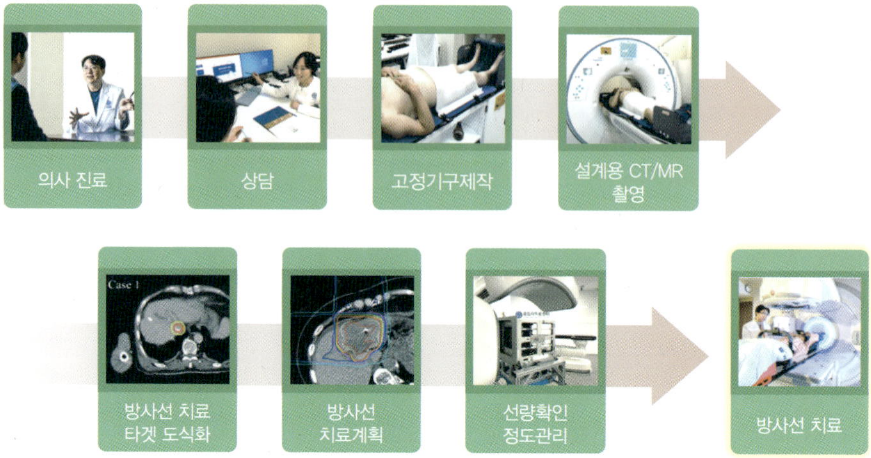

그림 7-1-5. 방사선 치료 과정

로 씻고 부드러운 수건을 사용하도록 합니다. 또한 필요한 경우에는 자극적이지 않은 순한 비누의 사용 역시 추천됩니다. 정확한 치료를 위해 치료 설계 시 처음 몸에 표시해 놓은 금이 지워지지 않도록 주의가 필요합니다. 경우에 따라서는 치료 4시간 전에 금식 후 치료해야 하며, 방사선 치료가 시작되면 심한 피로감과 쇠약함, 권태감 등의 증상이 나타날 수 있습니다. 따라서 치료 기간 중에는 정상적 일상 활동은 가능하지만 과도한 피로감을 유발하는 활동은 자제해야 합니다.

❻ 부작용과 관리

주로 소화에 관계되는 장기들이 모여 있는 부위이기 때문에 방사선 치료 시에는 여러 형태의 소화 장애가 나타날 수 있습니다. 가장 흔한 것으로서 식욕 감퇴가 있으며 오심, 구토, 속쓰림, 소화불량 등의 증상들이 발생합니다. 이때 이전에 위나 십이지장 궤양이 있던 사람들은 궤양이 더 심해질 수도 있으며, 필요할 경우, 담당 의사와 상의하여 항구토제 처방을 받도록 합니다. 소화기 장애로 인해 대부분의 환자들의 영양 상태가 좋지 않게 되는데, 이는 방사선 치료를 성공적으로 수행하는 데에 있어 큰 장애 요소가 될 수 있으므로 영양에 대한 적극적인 관심을 기울여야 합니다. 또한 영양 상태의 개선을 위해서는 가능한 5대 식품군(곡류, 어류, 육류, 야채 과일류, 유제품류)을 골고루 섭취하시는 것이 중요합니다.

❼ 맺음말

이 글이 췌장암과 담도암 환자들에게 도움이 되길 바라며, 치료 과정에 관한 이해가 환자 여러분의 치료 경험을 개선하는 데 기여하기를 희망합니다. 치료에 관한 더 자세한 사항은 담당 의료진과 상의하시기 바랍니다.

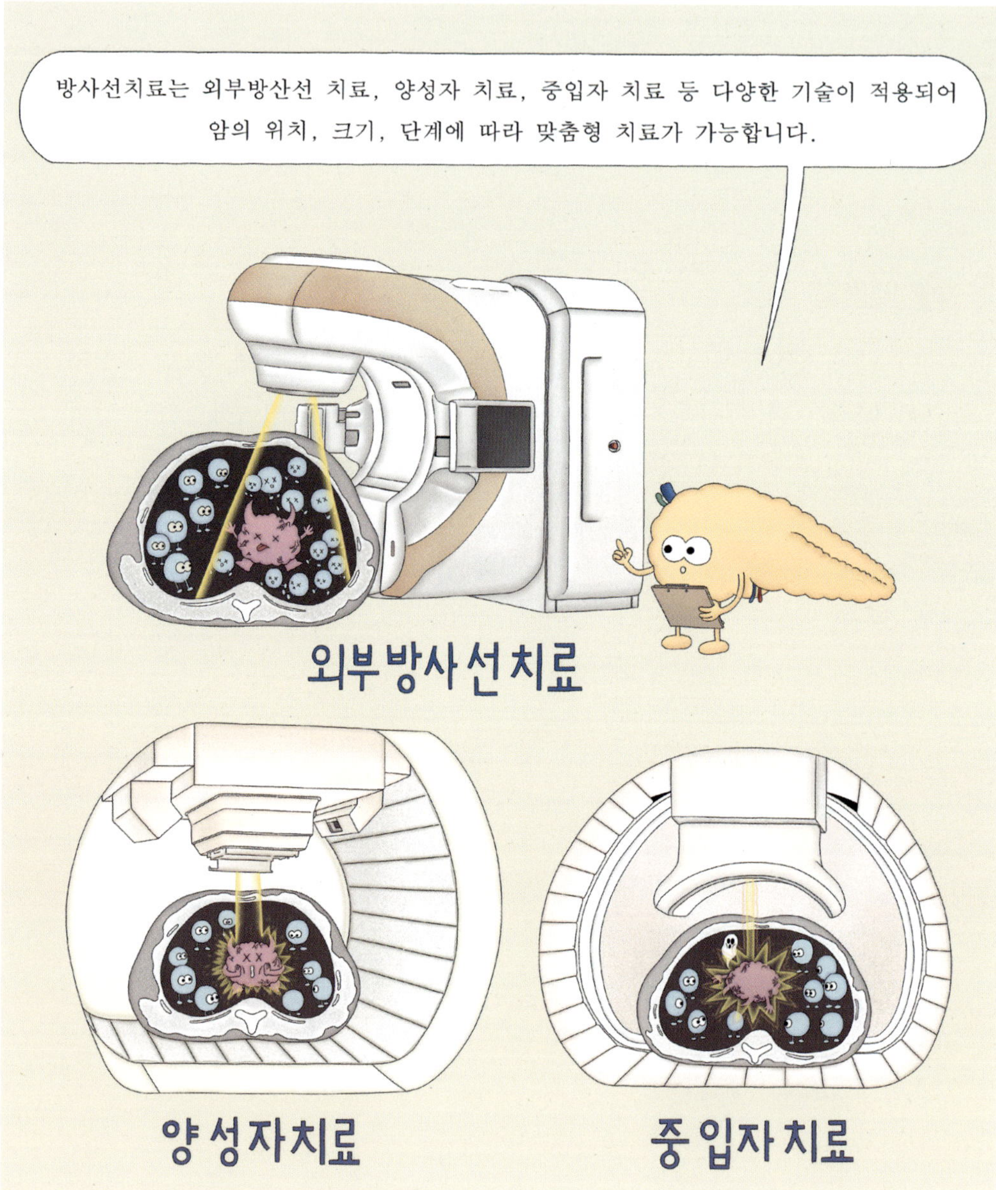
방사선치료는 외부방산선 치료, 양성자 치료, 중입자 치료 등 다양한 기술이 적용되어
암의 위치, 크기, 단계에 따라 맞춤형 치료가 가능합니다.
외부방사선치료
양성자치료
중입자치료

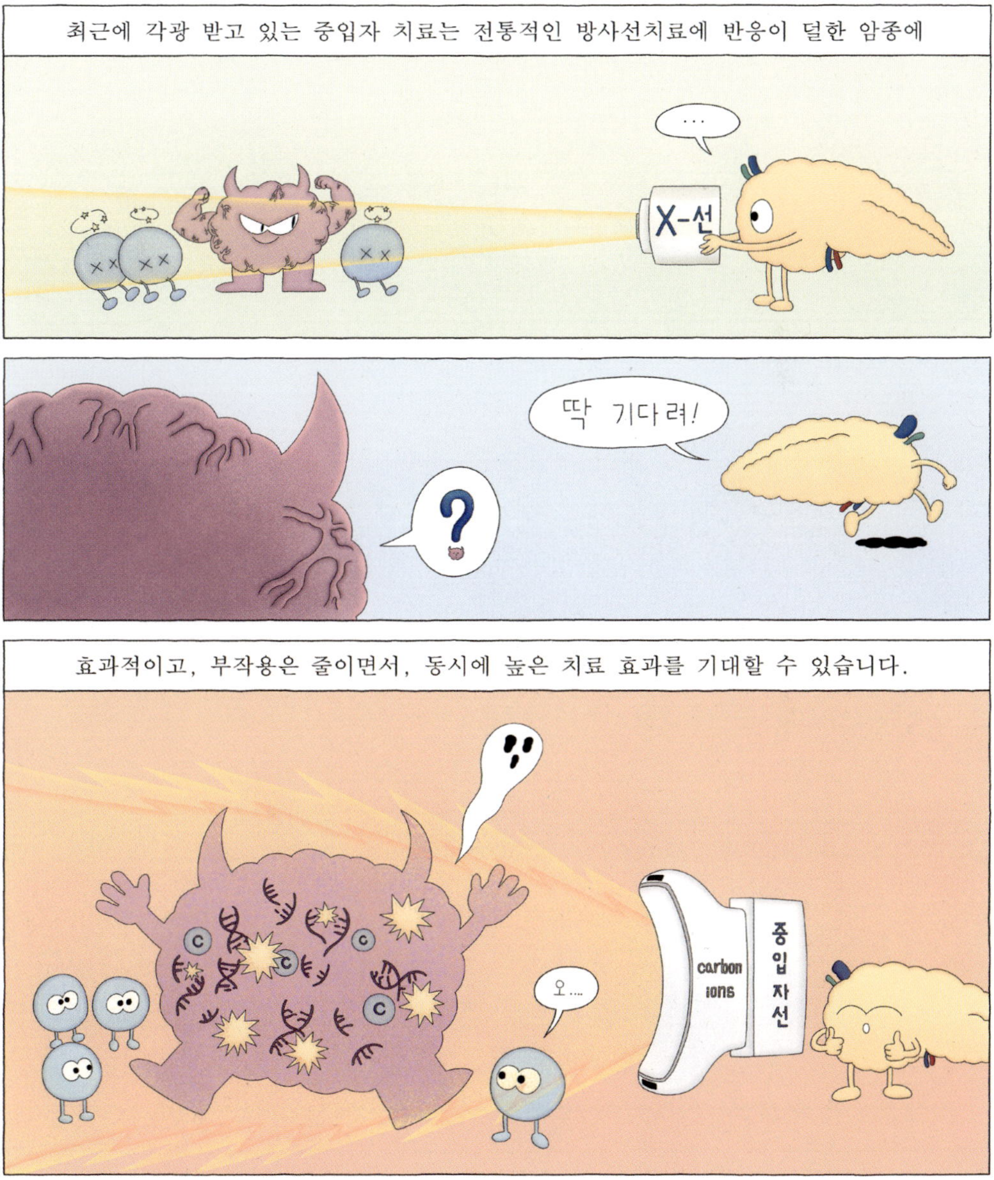
최근에 각광 받고 있는 중입자 치료는 전통적인 방사선치료에 반응이 덜한 암종에
...
X-선
딱 기다려!
?
효과적이고, 부작용은 줄이면서, 동시에 높은 치료 효과를 기대할 수 있습니다.
carbon ions
중입자선
오....

PART 8

환자가 알아야 할 췌장암 및 담낭암/담도암의 관리

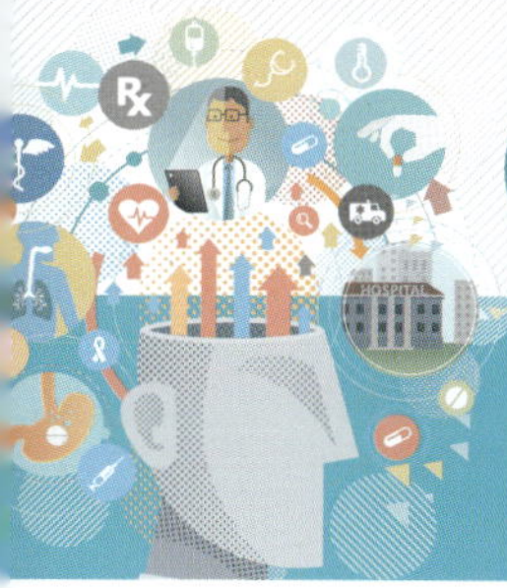

01 항암 치료시 지켜야 할 사항

고려대학교 안암병원 내과 김주원 교수

❶ 췌장 및 담낭암/담도암의 항암 치료

많은 췌장암 및 담낭암/담도암 환자가 다양한 항암화학요법을 받는데, 이러한 항암 치료는 완치 확률을 높이고, 생존 기간을 연장하는 데 큰 역할을 담당합니다.

1) 선행항암화학요법

수술적 절제가 어려운 경계성 절제 가능 췌장암 및 담낭암/담도암에서 수술 전 항암 요법을 통해 수술의 성공 가능성을 높일 수 있습니다. 이 방법은 암의 크기가 크거나 주요 혈관과 암이 너무 가까울 때 주로 고려하는데, 췌장암의 경우, 폴피리녹스(FOLFIRINOX) 항암이 흔히 사용되며, 치료 반응에 따라 근치적 절제를 시도하거나 고식적 목적의 항암 치료로 계획이 변경될 수도 있습니다.

2) 보조항암화학요법

췌장암 및 담낭암/담도암은 수술 후 완전 절제가 된 상태에서도 재발하는 빈도가 높아 수술 후 보조항암요법을 반드시 고려해야 합니다. 이때 폴피리녹스 또는 젬시타빈 기반의 항암이 흔히 사용되나 환자의 전신 컨디션에 따라 의료진의 지침을 따라야 합니다.

3)고식적 항암요법(구제항암화학요법)

수술이 불가능한 국소진행성, 전이성, 재발성 췌장암 및 담낭암/담도암은 항암화학요법으로 치료받아야 합니다. 이러한 진행성 암에서 항암 치료 목적은 암의 진행을 억제하여 환자의 증상을 호전하도록 만들고 환자의 삶의 질을 향상시키며 생존 기간을 연장하는 데 있습니다. 췌장암의 경우, 5-FU 또는 젬시타빈 기반의 병합 요법이 주로 쓰이며 약제 선택은 환자의 상태를 고려하여 의료진과의 상의 하에 이루어집니다.

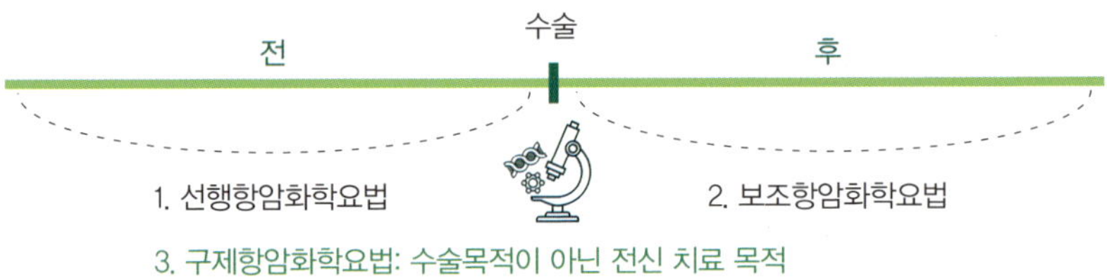
수술
전
후
1. 선행항암화학요법
2. 보조항암화학요법
3. 구제항암화학요법: 수술목적이 아닌 전신 치료 목적

그림 8-1-1. 항암 요법의 분류

❷ 항암제 포트(케모포트) 관리

항암 치료를 위해 매번 혈관을 찌르는 불편함을 덜기 위해 많은 환자가 항암제 포트(케모포트)를 사용해 항암 치료를 진행합니다. 항암제 포트 삽입은 국소 마취 하에 시행되며 시술 시간은 대개 30분 전후인데, 동전 만한 크기의 원통형 기구를 쇄골 밑 피부에 이식해서 혈관까지 관을 연결합니다. 이식 후에는 몸 밖으로 나와 있는 부분이 없기 때문에 상처가 아문 다음 샤워나 운동 등 일상생활에도 불편함이 없습니다.

시술 후에는 1~2주간 정기적으로 소독해야 하며 시술 부위에 물이 닿지 않도록 하는 것이 중요합니다. 또한 2주 후에 삽입 부위가 모두 아물고 나면 샤워나 목욕 역시 가능합니다. 만약 고열, 삽입 부위의 발적, 통

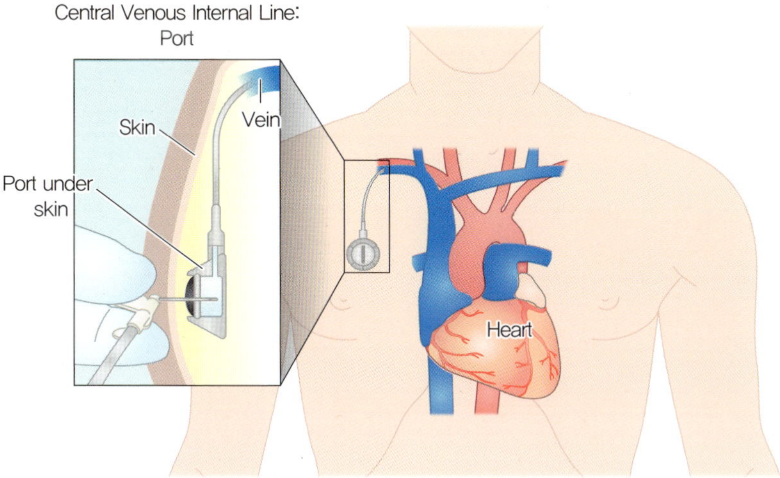

그림 8-1-2. 항암제 포트(케모포트) 삽입 위치

증, 분비물, 악취가 나거나 삽입한 쪽 팔에 저린 감각이 생기고 얼굴이 붓는다면 담당의와 상의하거나 응급실 방문이 필요합니다.

❸ 항암 치료 중 식이 요법

췌장암 환자는 소화액 감소로 인해 소화 기능이 떨어져 있는 경우가 많습니다. 또한 항암제 부작용으로 구역, 구토가 발생하거나 식욕 부진을 호소하기도 합니다. 항암 치료 중에는 조금씩, 천천히, 자주 먹는 식습관의 변화가 필요하며 억지로 먹는 것은 좋지 않습니다. 또한 적절한 양의 단백질 공급을 위해 육류를 섭취해야 하나 과식은 피해야 하며, 항암 치료 중 면역이 떨어져 있는 것을 감안하여 식품의 신선도에 신경 쓰는 것이 좋습니다.

또한 췌장암 환자가 당뇨를 함께 갖고 있는 경우도 있기 때문에 당뇨식에 준해 식사를 조절할 필요가 있습니다. 이때 인슐린 치료 등의 방법을 이용해 혈당을 조절하고, 내분비내과 전문의 및 전문 영양사와 상담하여 각각의 환자에게 알맞은 식이 요법을 유지해야 합니다.

한편 과학적으로 입증되지 않은 민간요법을 따르거나 특정 음식을 분말이나 환, 엑기스 등으로 만들어서 과량 섭취하게 되면 독성 등으로 인해 치료가 지연될 수 있으므로 주의해야 합니다. 또한 한약의 경우에는 전체 성분이 밝혀지지 않은 경우가 많으므로 복용 전에 반드시 주치의와 상의할 것을 권고합니다.

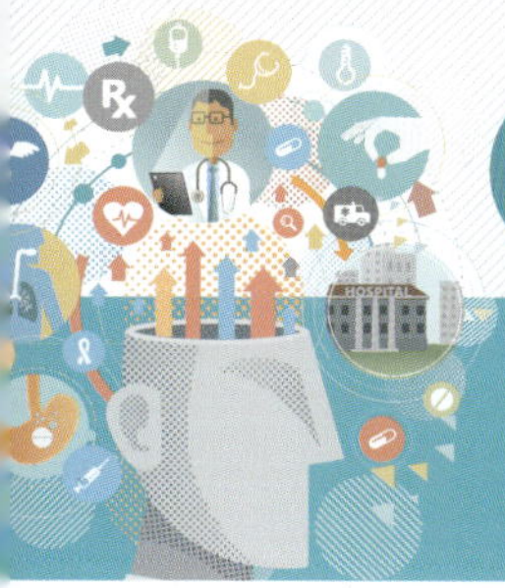

02

항암 치료 부작용의 종류와 대처

고려대학교 안암병원 내과 김주원 교수

❶ 혈액학적 부작용

항암 치료는 뼛속의 골수에서 혈구를 생성하는 과정에 영향을 미칠 수 있기 때문에 일시적으로 혈구 수의 감소를 동반할 수 있습니다. 이러한 현상은 주로 항암치료 후 7~10일경에 발생하며, 항암 치료의 종류와 빈도에 따라 다르게 나타납니다.

항암 치료를 받는 동안에는 혈구 수치를 확인하기 위해 정기적 혈액검사를 실시하도록 하며, 이때 헤모글로빈, 백혈구, 혈소판 수치 등을 두루 확인해야 합니다.

1) 백혈구 수치 감소

항암 치료는 백혈구 감소(호중구감소증)를 유발해서 감염 위험을 높일 수 있으므로 발열, 오한이나 두통, 근육통 같은 감염 증상이 있을 경우, 반드시 의료진과 상의해야 합니다. 또한 백혈구 수치가 낮아져 감염된 경우에는 감염이 치료되고 백혈구 수치가 정상으로 회복될 때까지 항암 치료가 지연될 수 있습니다. 이와 같은 경우, 낮아진 백혈구 수치가 시간이 지남에 따라 저절로 회복되기도 하지만, 감염 예방을 위해 G-CSF(granulocyte-colony stimulating factor) 투여가 필요할 수도 있습니다. G-CSF는 환자에게서 백혈구가 더 많이 생산될 수 있도록 도와주는 주사제이며,

항암제 투여 직후 예방적으로 주사하거나 이후에 백혈구 수치가 낮아졌을 때 주사하기도 합니다.

2) 헤모글로빈 수치 감소(빈혈)

항암 치료는 헤모글로빈의 수치를 낮춰 빈혈을 유발할 수 있습니다. 항암 치료 직후보다는 수주~수개월간 항암치료를 지속한 경우에 주로 나타나며, 이 기간 동안 식욕부진이 더해져서 빈혈이 악화되기도 합니다. 빈혈을 예방하기 위해서는 철분이 풍부한 붉은색 고기 섭취에 신경을 써야 하며, 빈혈이 지속될 경우에는 적혈구 수혈이 필요할 수도 있습니다.

3) 혈소판 수치 감소

혈소판 역시 항암 치료에 의해 감소할 수 있습니다. 혈소판은 혈액 응고를 돕는 작용을 하므로, 심하게 감소될 경우, 피가 잘 멎지 않는 증상이 발생합니다. 또한 일정 수치 이하로 혈소판이 감소할 경우에는 자연 회복이 될 때까지 항암 치료가 지연될 수 있으며, 매우 심한 감소를 보이게 된다면 수혈을 고려해야 할 수도 있습니다.

4) 혈전 생성

췌장암이 있으면 정맥 내에 혈전이 생길 가능성이 높아지는데, 이를 혈전증 또는 심부정맥혈전증이라고 합니다. 혈전이 생기면 팔다리가 붓고 발진이나 통증이 생길 수 있습니다. 또한 폐혈관에 혈전이 생길 경우에는 흉통과 호흡곤란이 생길 수 있으므로, 항암 치료 중 이러한 증상들이 발생한다면 즉시 의료진과 상의해야 합니다.

❷ 위장관계 부작용

1) 식욕부진

식욕부진이란 먹고자 하는 의욕이 떨어지고 그로 인해 실제 음식 섭취가 감소하는 것을 뜻하며, 암 치료로 인해 발생하는 가장 흔한 문제 중 하나입니다. 암세포 자체에서 식욕을 감소하게 만드는 물질이 분비되기도 하고, 항암 치료나 방사선 치료로 인해 메스꺼움, 구내염, 설사, 복통 등이 생기면서 나타나는 현상일 수도 있습니다. 경우에 따라서는 암에 대한 불안감이나 우울한 감정과 같은 심리적 요인 때문에 식욕부진이 발생할 수 있습니다. 만약 일주일 넘게 식욕부진이 이어지고 실제적인 체중 감소까지 이어진다면 의료진과의 상의가 필요합니다. 이러한 경우, 포도당 주사나 단백질 용액 같은 영양주사 투약이 필요할 수 있으며, 메스꺼움 조절 능력이 약하거나 변비를 유발하는 항구토제 등의 약물 조정이 필요할 수도 있습니다. 또한 단기간 식욕촉진제 처방을 통해 식욕부진을 해소하는 방법 역시 사용될 수 있습니다.

2) 메스꺼움, 구토

메스꺼움과 구토는 췌장암 환자에게 나타나는 일반적 부작용들 중의 하나입니다. 암 자체가 복강 내 신경을 자극하여 증상을 일으킬 수도 있으며, 항암 치료나 방사선 치료에 의해서 발생할 수도 있습니다. 췌장암 치료에 주로 사용되는 항암제는 대부분 중등도 구토 위험의 항암제로 구성되어 있으므로 이에 대한 예방과 대처가 필요합니다. 급성 메스꺼움 및 구토는 항암 요법 후 24시간 안에 일어나는 것을 의미하며, 지연성 메스꺼움이나 구토는 항암 요법 후 24시간이 지난 후에 일어나는 것을 일컫습니다. 또한 경험성 메스꺼움 및 구토는 항암 요법 후 메스꺼움과 구토를 경험한 환자에게서 항암 요법을 받기 전에 메스꺼움과 구토를 경험하게 되는 것을 의미합니다. 항암 치료를 받는 대부분의 환자에게는 예방적으로 메스꺼움과 구토를 막기 위한 약을 함께 처방하는데, 그럼에도 불구하고 일상생활이나 식사에 영향을 끼칠 정도의 심한 메스꺼움과 구토가 발생한다면 의료진과 별도로 상의해야 합니다.

3) 딸꾹질

항암 치료로 인한 딸꾹질은 여성보다 남성에게서 흔히 나타나며, 항암제 자체 또는 구토 방지를 위해 사용하는 약제에 의해 발생할 수 있습니다. 대부분의 경우에 딸꾹질은 수분에서 수시간 내에 멈추며 일상생활에 큰 지장을 주지는 않습니다. 그러나 딸꾹질이 지나치게 오래 지속된다면 피로감을 유발하고 수면장애를 초래할 수 있기 때문에 적절한 치료가 필요합니다. 딸꾹질이 발생하면 천천히 깊게 호흡하거나 잠시 숨을 참는 방법으로 멈추는지를 확인하고, 만약 증상이 심하다면 약제 조절이나 횡격막 신경 차단술을 염두하고 의료진과 상의해야 합니다.

4) 변비

췌장암 환자의 변비는 마약성 진통제 또는 항구토제에 의해 발생하는 증상일 수 있습니다. 또한 신체 활동이 감소되어 있고 음식 섭취가 부족한 것도 변비 악화에 영향을 미칠 수 있으며, 이러한 경우에는 섬유질이 풍부한 음식을 섭취하고 식후에 규칙적으로 배변을 시도하는 것이 좋습니다. 또한 충분한 수분을 섭취해야 하며, 필요에 따라 의료진과 상담한 후 변 완화제나 좌약과 관장 같은 방법들을 고려해야 합니다.

5) 설사

설사는 변의 수분량과 배변 횟수가 비정상적으로 증가하는 것을 의미하며, 장루를 통해 나오는 대변량이 증가한 것도 설사에 해당합니다. 5-FU, 이리노테칸과 같은 항암제를 쓰는 경우, 항암 부작용으로 인해 설사가 발생할 수 있으며, 복부나 골반에 받는 방사선 치료에 의해서도 유발될 수 있습니다. 이와 같은 경우에는 소량씩 자주 식사를 하고, 장을 자극하거나 가스를 생성하는 음식의 섭취는 피하는 것이 좋습니다. 또한 배변 횟수가 하루 4~6회 이상일 경우에는 의사의 처방에 따라 지사제를 복용하도록 하며, 고열이나 혈변, 심한 복통이 동반될 경우에는 의료진과의 추가적인 상담이 필요할 수도 있습니다.

❸ 말초신경 부작용

췌장암에 사용되는 항암제 중 oxaliplatin과 nab-paclitaxel 같은 약물은 말초신경의 손상을 일으키기도 합니다. 특히 당뇨 등으로 인해 이미 말초

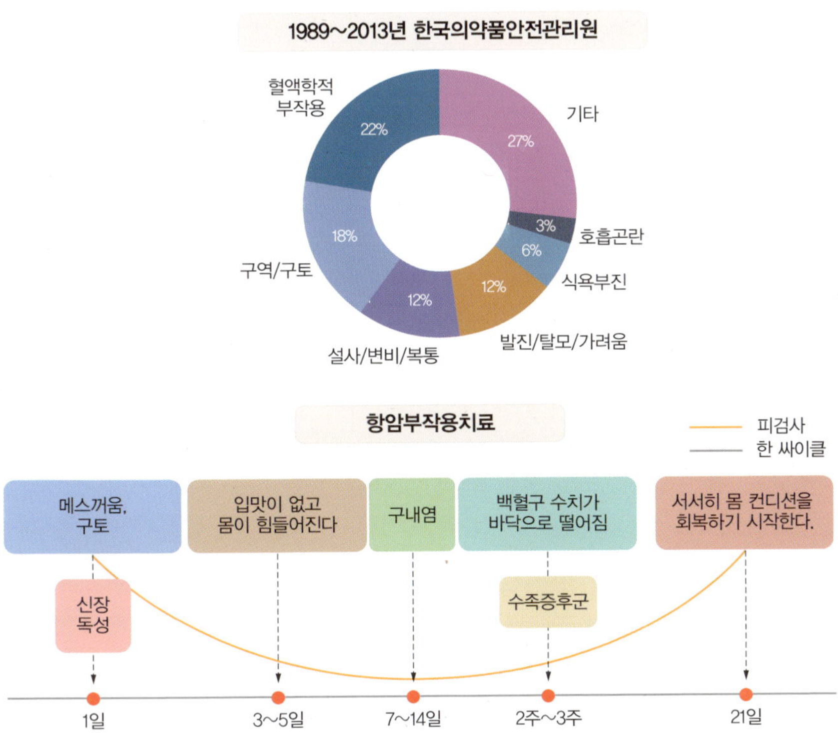

그림 8-2-1. 항암 치료 부작용 및 발생 시기

신경병증을 갖고 있다면 항암제 투약 후 그 증상이 더욱 악화될 수 있습니다. 이때 손과 발의 감각이 떨어지거나 무감각해지고, 남의 살 같은 느낌이 들며, 차가운 환경에 노출되면 그 증상이 더욱 악화됩니다. 또한 물건을 집거나 단추를 채우는 등 일상생활에 지장이 있을 정도가 되면, 항암제 용량을 조정하거나 중단하는 것에 대해 의료진과의 상담이 필요합니다.

❹ 피부 부작용

1) 수족 증후군(손발이 빨개지고 통증이 생김)

항암치료 후 손발이 붓거나 붉어지고 가려워지는 현상이 있을 수 있습니다. 심한 경우에는 물집이 생기고 피부가 벗겨지며 통증이 생기는데, 췌장암 보조 치료로 사용되는 젤로다(Capecitabine)를 복용하는 환자의 절반 이상이 이 같은 증상을 겪는 것으로 알려져 있습니다. 이때 손발이 건조해지지 않도록 보습크림을 도포하며, 너무 꽉 끼는 신발을 신지 않는 등의 주의가 필요합니다. 또한 물집이나 궤양이 발생하는 경우나 통증이 심하고 고열이 동반되는 경우에는 의료진과의 전문적 상담이 필요합니다.

2) 탈모

췌장암에 사용되는 많은 항암제가 탈모를 유발합니다. 약물이나 환자의 특성에 따라 머리카락이 듬성듬성 빠지거나 성글어지기도 하며, 때로는 전부 빠지는 경우도 발생합니다. 이때 머리카락뿐만 아니라 몸에 있는 다른 털들도 빠질 수 있는데, 눈에 띌 정도의 모발 손상이 있을 경우, 두피 노출에 따른 피부 손상을 방지하기 위해 가발이나 부분가발 또는 모자 등을 활용하는 것이 좋습니다.

03 완화 요법

고려대학교 안암병원 내과 김주원 교수

❶ 통증 조절

암이 췌장 근처에 있는 신경과 장기를 침범하게 되면 상복부와 등 중간 부분에 통증이 나타날 수 있으며, 췌장이 소화기관을 막은 경우에도 통증이 발생할 수 있습니다. 이때 진통제 등의 약제와 복강신경총차단법(celiac plexus nerve-block) 등과 같은 시술로 췌장암 통증을 관리할 수 있습니다. 또한 마약성 진통제의 적절한 투약이 통증 조절에 효과적이므로 이를 적극적으로 활용하는 것이 좋으며 통증을 억지로 참는 것은 피해야 하며, 마약성 진통제에 수반되는 변비를 해결하기 위해서 변비약을 함께 복용할 수도 있습니다.

지속적 통증 외 돌발통증(breakthrough pain)이 생길 수 있으며, 이는 짧은 시간에 집중적으로 나타나는 통증으로써 진통제를 계속해서 복용하는 기간 중에도 나타날 수 있습니다. 또한 작용시간이 빠른 다른 진통제를 추가로 복용하며 조절할 수 있는데, 만일 진통제가 효과적이지 않다면 복강신경총차단법을 시도해 볼 수 있으며, 이를 통해 진통제 사용을 줄임으로써 마약성 진통제의 부작용 역시 완화할 수 있습니다(표 8-3-1).

표 8-3-1. 마약성 진통제

<table>
<tr><th>성분명</th><th>제형</th><th>비고</th></tr>
<tr><td>Morphine</td><td>경구 서방형/
속효성 주사제</td><td rowspan="5">신기능 저하 시 주의</td></tr>
<tr><td>Oxycodone</td><td>경구 서방형/
속효성 주사제</td></tr>
<tr><td>Oxycodone/Naloxone
복합</td><td>경구 서방형</td></tr>
<tr><td>Hydromorphone</td><td>경구 서방형/속효성</td></tr>
<tr><td>Hydrocodone/
Acetaminophen 복합</td><td>경구 속효성</td></tr>
<tr><td>Fentanyl[2]</td><td>경피 패치, 경점막
속효성, 주사제</td><td>경점악 제제: 최소 용량 제형으로 투여
시작하여 증량</td></tr>
<tr><td>Codeine</td><td>경구 속효성</td><td>신기능 저하 시 주의
최대 240 mg/day</td></tr>
<tr><td>Codeine/Ibuprofen/
Acetaminophen 복합</td><td>경구 속효성</td><td>신기능 저하 시 주의</td></tr>
<tr><td>Tramadol</td><td>경구 서방형, 주사제</td><td rowspan="2">Tramadol 성분 최대 400 mg/day
TCA/SSRI 병합 투여 시 주의</td></tr>
<tr><td>Tramadol/Acetamino-
phen 복합</td><td>경구 서방형/속효성</td></tr>
<tr><td>Buprenorphine[4]</td><td>경피 패치</td><td>최대 20 µg/hr</td></tr>
</table>

❷ 복수 조절

복수(ascites)란 복강 내에 비정상적으로 고여 있는 액체를 뜻하며 주로 췌장암이 복막으로 전이되었을 때 나타납니다. 복수로 인해 배가 부풀어져 팽창되면 복부가 답답한 증상이나 통증을 유발할 수 있으며, 복부팽만 증상이 심할 경우에는 천자술로 복수를 빼내기도 합니다.

천자술은 튜브가 연결된 바늘을 복강 내로 찔러 복수를 천천히 빼내는 방법으로써 제거해야 할 복수의 양에 따라 소요되는 시간도 다릅니다. 또한 천자술을 하면 일시적으로 증상이 경감되지만 다시 복수가 차면서 원상태로 돌아갈 수 있으며, 반복적으로 다량의 복수가 차는 환자에게는 지속적으로 복수를 빼낼 수 있는 카테터를 삽입하기도 합니다.

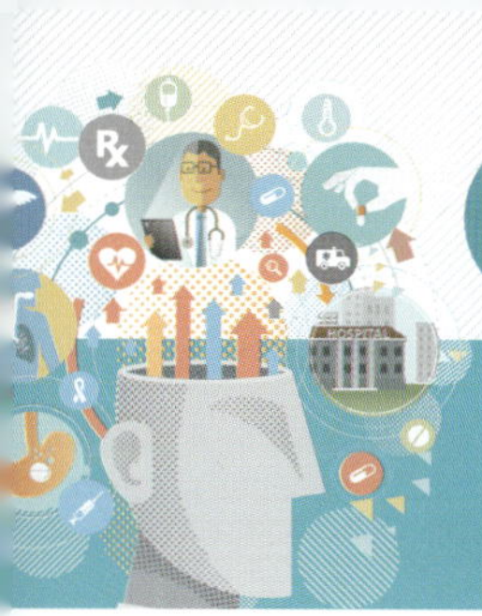

04

췌장 및 담낭/담도암 진단 후의 영양 관리

서울대학교 보라매 병원 김영란 영양사

암을 진단받았다면,
"좋은 영양 상태 유지"를 항상 기억해야 합니다.

암환자의 영양 관리는 암 진단 "전"과 "후"의 목표가 다릅니다. 암 진단 전에는 암 예방을 위한 식습관을 실천해야 하는 반면 암 진단 후에는 수술 또는 항암화학요법, 방사선요법 등의 치료를 잘 견디게 하고 부작용이나 합병증을 감소하며 빠른 회복을 도와줄 수 있는 충분한 영양 섭취가 무엇보다 중요합니다. 따라서 좋은 영양 상태 유지를 위한 식사를 계획할 때 가장 중요한 점은 환자의 식욕과 소화력을 우선적으로 고려하여 암치료 과정에서 특히 중요한 단백질과 영양 균형을 갖춘 식사를 준비하는 것입니다.

그럼 우선 "무엇을, 어떻게 먹어야 할까?"에 대해 살펴보겠습니다.

❶ 영양 관리의 목표

- 영양불량 예방 또는 개선(체중 감소 예방)
- 치료의 부작용 감소를 위한 균형 잡힌 영양 섭취
- 암과 치료 때문에 발생하는 증상 관리

❷ 식사 지침

- 천천히 꼭꼭 씹어 먹습니다.
- 음식을 잘게 부수어 주고 침의 소화효소(아밀라아제) 분비와 혼합으로 소화를 도울 뿐만 아니라 위장 운동을 촉진시켜 줍니다.
- 소화력과 식욕 감소로 섭취량이 부족한 경우, 하루 3회 식사 이외에 여러 번의 간식을 섭취합니다. 예) 빵, 크래커, 감자, 국수, 미숫가루, 만두, 치즈, 두유, 요거트, 과일 등
- 매 끼니 단백질 식품을 1가지 이상 섭취합니다.
- 충분한 단백질 섭취는 수술 및 항암화학요법, 방사선요법 등 모든 치료과정의 회복과 부작용 감소를 위해 매우 중요합니다.

단백질 급원 식품

- 육류, 생선, 두부, 계란, 해산물
- 콩, 견과류, 땅콩버터(소화력이 좋을 때 선택)
- 두유, 우유, 요거트, 치즈
- 영양 보충 음료

- 영양 밀도가 높은 식품을 섭취하는 것이 체중 유지에 도움이 됩니다. 영양 밀도를 높일 수 있는 식사 준비 방법은 이 단원 마지막에 나오는 "6. 영양 밀도를 높일 수 있는 식사 준비 방법" 단락을 참고하시기 바랍니다.
- 하루에 6~7컵 이상의 물을 섭취합니다. 몸에 수분이 부족하면 피로감이나 현기증 또는 메스꺼움을 느끼기 쉽습니다. 뿐만 아니라 두유, 유제품, 영양 음료 등을 통해서도 수분을 섭취할 수 있습니다. 또한 식사 전후 포만감을 줄이기 위해 식사 직전이나 직후 보다는 식사 1시간 후에 물을 섭취하는 것이 좋습니다.
- 체중이 유지될 정도의 양호한 식사량이 유지된다면 설탕 함량이 높은

음료나 간식 섭취는 피해야 합니다.

- 튀김류, 고지방 육류, 중국 요리 등 지방 함량이 높은 음식은 지방변(설사 양상)을 유발할 수 있으므로 배변 양상을 확인하며 섭취량을 조절하도록 합니다.
- 비타민 무기질 보충제 복용에 대해 진료 시 또는 임상영양사와 상의합니다. 흡수 장애로 설사가 있는 경우에는 지용성 비타민 A, D, E, K가 필요할 수 있습니다.
- 식욕을 돋울 수 있도록 가벼운 신체 활동을 합니다.
- 수술을 받은 경우에는 매일 식사를 기록해 보는 것이 좋습니다. 섭취량 외에도 복용한 췌장 효소제의 용량, 배변 양상, 혈당 등을 기록하면 식사 관리에 도움이 될 수 있습니다.
- 체중을 자주 확인하고, 체중이 감소하고 있다면 섭취량을 늘릴 수 있도록 노력해야 합니다.

❸ 증상별 식사 관리 방법

- 체중 감소
- 식욕부진
- 미각 변화
- 오심
- 설사
- 소화불량
- 고혈당

이제 증상별 식사 관리 방법을 살펴보겠습니다.

1) 체중 감소

암 자체로 인해 열량 요구량이 증가될 뿐만 아니라 수술 후에 실시하는 항암화학요법 중 섭취량 부족과 췌장외분비기능 감소로 인한 흡수 불량으로 체중 감소가 나타날 수 있습니다.

- 임상 영양사와 상담합니다.
- 식사량을 늘리기 어렵다면 간식 섭취량 또는 횟수를 늘립니다.
- 같은 양을 먹더라도 영양밀도를 높입니다.
- 영양 밀도를 높일 수 있는 식사 방법은 이 단원 마지막에 나오는 "6. 영양 밀도를 높일 수 있는 식사 준비 방법" 단락을 참고 바랍니다.
- 영양 보충 음료를 이용해 볼 수 있습니다.
- 영양 보충 음료는 식사를 통해 섭취할 수 있는 대부분의 영양소를 균형 있게 함유하고 있으므로 섭취량 부족 시 이용하면 좋습니다. 다양한 맛의 제품이 있으므로 기호에 따라 선택합니다.

영양 보충 제품의 종류

그린비아 마일드케어(검은참깨맛, 구수한맛), 그린비아 플러스케어,
뉴케어(구수한맛, 딸기맛, 검은깨맛, 커피맛), 뉴케어 액티브, 당플랜, 뉴케어 인핸서 1.2
케어웰(구수한맛, 건강한오트), 고단백 미니웰
하이뮨 프로틴밸런스, 하이뮨 액티브, 셀렉스

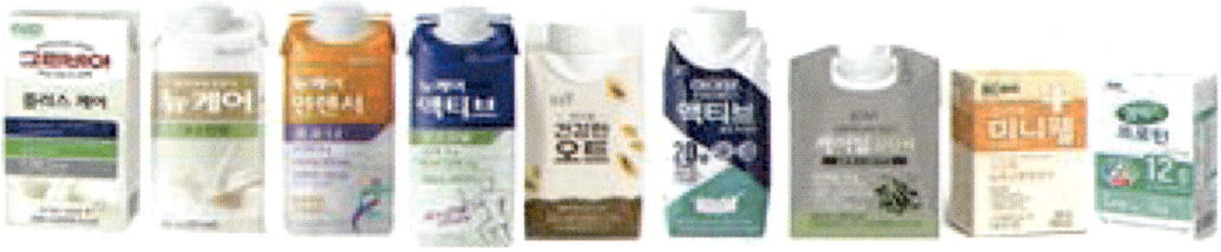

- 췌장 효소제 사용: 식사량이 충분한데도 체중 감소가 지속되거나 체중이 잘 회복되지 않는다면, 췌장의 소화효소 분비 기능 감소가 원인

일 수 있습니다. 이러한 경우 췌장 소화효소제 보충에 대해 담당의사와의 상의가 필요하며, 췌장효소 보충에 대해서는 “4. 췌장효소 부족 증상과 보충에 관하여” 단락을 참고 바랍니다.

2) 식욕부진

식욕부진은 췌담도암 환자들에게서 흔히 나타나는 증상입니다. 수술이나 항암화학요법뿐만 아니라 암 자체로 인한 식욕의 변화가 발생할 수 있습니다.

- 식욕을 자극하기 위해서는 식사 전에 가벼운 운동을 해야 하며 짧은 산책이라도 하는 것이 도움을 줄 수 있습니다.
- 환자가 평소에 좋아했던 음식을 선택하며 국수, 만둣국, 분식, 덮밥 등의 별미식을 선택하도록 합니다.
- 환자의 손이 쉽게 닿을 수 있는 곳에 과일, 크래커, 고구마 등의 간식을 준비합니다.
- 같은 양을 섭취해도 영양가가 높은 간식을 준비합니다.
- 미각 감소가 있을 때는 아연보충제를 고려해볼 수 있으며 먼저 임상영양사 또는 의료진과 상의해야 합니다.
- 영양 보충 음료를 이용해 봅니다.
- 담당 의사와의 상의 하에 식욕 촉진제를 복용해 볼 수 있습니다.

3) 미각 변화

모든 환자가 미각 변화를 겪는 것은 아니지만 항암화학요법, 특히 옥살리플라틴(oxaliplatin), 시스플라틴(cisplatin) 등의 약물을 쓰는 경우에 나타날 수 있습니다. 그로 인해 맛이 잘 느껴지지 않거나 쓴맛이나 짠맛에 예민해질 수 있으며, 경우에 따라서는 금속성 맛을 느끼기도 합니다. 이 같은 경우에는 환자가 좋아할 수 있는 다양한 음식 섭취를 시도하여 적합한 메뉴를 찾아야 합니다.

- 감미료나 식초, 레몬즙과 같은 새콤한 양념 사용이 도움될 수 있습니다.
- 육류나 생선은 맛술이나 양념에 미리 재워 두면 쓴맛이나 비린 맛을 줄일 수 있습니다.

4) 오심(메스꺼움)

- 환기가 잘 되는 쾌적한 장소에서 식사합니다.
- 뜨거운 음식은 냄새와 맛이 강할 수 있으므로 식혀서 섭취하도록 합니다.
- 시원한 음식을 먹습니다.(예: 비빔국수, 냉모밀, 샌드위치 등)
- 단, 항암주사제 중 옥살리플라틴(oxaliplatin)을 투여 받는 경우에는 차가운 음식의 섭취는 말초신경염을 유발할 수 있으므로 아이스크림 또는 아이스 음료와 같은 찬 음식은 주의해야 합니다.
- 공복 시간이 길면 메스꺼움이 더욱 크게 느껴질 수 있으므로 배고픔을 느끼기 전에 식사를 하거나 간식을 먹습니다.

5) 설사

췌십이지장절제술로 인한 위의 부분 절제, 항암화학요법, 췌장 효소 부족으로 인한 지방 흡수 불량 등으로 인해 설사가 발생할 수 있습니다. 식사 일기를 적고 배변 상태를 기록하면 어떤 음식이 설사를 유발하는지 알기 쉬우며, 만일 지방 흡수 불량으로 인해 발생한 설사라면 췌장 효소제 보충이 필요합니다. 지방 흡수 불량이 설사의 원인인지는 환자 스스로 알기 어려울 수 있으므로 담당 의사와의 상의가 필요합니다.

- 설사 유발 가능성이 높은 식품은 다음과 같습니다.
  : 튀김, 고지방 육류, 패스트푸드, 크림치즈 등 지방 함량이 높은 음식

: 잡곡류, 많은 양의 채소 섭취, 견과류 등

▶ 같은 음식이라도 개인의 증상 유발 정도에 차이가 있으므로 불편감을 확인하며 섭취량을 조절합니다.

• 설사는 탈수를 유발할 수 있습니다.

: 실온 또는 미지근한 물, 숭늉, 이온음료를 소량씩 자주 마십니다.

: 커피, 차, 탄산음료 등 카페인이 함유된 음료는 설사를 악화시킬 수 있으므로 주의해야 합니다.

: 감자, 바나나, 수프, 국물, 이온음료 등을 통해 전해질을 보충할 수 있습니다.

6) 소화불량(더부룩함)

• 섬유소가 많은 식품을 줄이도록 합니다.

예) 현미, 콩, 귀리, 보리 등의 잡곡류, 채소류 등

• 1회 섭취량을 줄이고 식사를 좀 더 꼭꼭 씹어서 천천히 먹도록 합니다.

• 음식의 질감이 되직하기 보다는 촉촉해야 소화에 도움이 될 수 있습니다.

• 식후에 가볍게 걷는 것이 좋습니다.

7) 고혈당

췌장 절제 수술 후에는 수술로 인한 체내 스트레스나 췌장의 내분비 기능 감소로 수술 전보다 혈당이 높아질 수 있습니다. 또한 수술 후 항암 치료나 방사선 치료를 받는 경우에는 치료 자체만으로도 혈당이 더욱 올라갈 수 있습니다. 이때 혈당 상승이 염려되기 때문에 식사 섭취량을 줄이는 경향이 있고 그로 인해 체중이 감소되는 경우를 자주 보게 됩니다. 그러나 수술 후 빠른 회복과 합병증 예방을 위해서는 필요량만큼의 충분한 영양을 섭취하는 것이 무엇보다 중요합니다. 또한 필요량 이상 섭취하지 않았

음에도 혈당이 높은 경우에는 의료진과 상의하여 경구 혈당 강하제 또는 인슐린의 용량을 증가시켜 조절하는 것이 바람직하며, 과식이나 당함량이 높은 음료류의 섭취 정도에도 주의를 기울여야 합니다.

❹ 췌장 효소 부족 증상과 보충에 대해

우리가 음식을 통해 섭취한 영양소는 췌장 효소에 의해 분해되어야만 흡수 및 이용될 수 있습니다. 만성 췌장염, 췌장 절제술 시행 등의 상태에서 췌장 효소 분비(췌장-외분비) 기능 감소로 췌장 효소가 부족하게 되어 영양소의 흡수 장애가 발생할 수 있습니다.

췌장전절제술을 받은 경우에는 췌장 효소 보충이 필수적이며 췌십이지장절제술, 유문보존췌십이지장절제술 등에서도 췌장 효소제 보충이 필요할 수 있습니다. 췌장 효소 분비 기능이 감소한 경우에는 식사 후 무른변이나 설사가 흔하게 발생하며, 기름진 음식 섭취 시에는 그 양상이 더욱 심해지는 특징을 보입니다. 한편 식사 섭취량이 평소와 같이 회복되었지만 체중 회복이 더디거나 체중 감소가 이어지는 경우에도 췌장 효소 분비 기능 감소를 의심해야 합니다. 이때 췌장 효소 분비 기능의 감소 정도는 개인마다 차이가 있으므로, 설사나 지방변 등의 증상이 지속되는 경우에는 담당 의사와 췌장 효소 보충에 대해 상의하도록 하며, 췌장 효소 분비 부족 시에 나타나는 증상은 다음과 같습니다.

췌장 외분비(효소 분비)기능 부족 시의 증상
지방변(크림색 또는 회색변, 냄새 나는 무른변, 물에 뜨는 변), 설사, 체중 감소, 더부룩함, 식후 복통, 가스 참

● 췌장 효소제 보충 시 식사 관련 팁

• 식사 중에 복용하는 것이 가장 좋습니다. 특히 췌십이지장절제술(휘

플수술, Whipple procedure)을 받은 경우에는 위의 하부가 절제되어 음식과 췌장 효소제가 위에 머무르는 시간이 줄어들고 소장을 빠르게 통과할 수 있습니다. 따라서 췌장 효소제를 식사 전이나 후에 복용하면 음식과 충분히 혼합되지 않아 췌장 효소 보충의 효과가 감소될 수 있으므로 식사를 2~3수저 섭취한 후 중간에 복용하는 것이 바람직합니다.

- 식사뿐만 아니라 지방이 포함된 간식 섭취 시에도 효소제 보충이 필요할 수 있습니다.

❺ 수술 후의 식사 요법

1) 수술 후 식사 관리

- 수술 후 초기에는 소량씩 자주 섭취합니다.
  - 1일 3회 식사와 3회 이상의 간식을 섭취합니다.
  - 1회 섭취량은 먹었을 때 불편한 느낌이 적은 양부터 시작해서 소화가 잘 되면 1회 섭취량을 점차 늘리도록 합니다. 이때 섭취량이 잘 증가하면 식사 섭취 횟수를 줄일 수 있습니다.
  - 식사량이 부족한 만큼 간식을 자주 섭취합니다.
- 충분히 씹어서 천천히 식사합니다.
- 수술 후 회복을 위해서는 충분한 단백질 섭취가 매우 중요합니다.
  - 매끼니 어육류 반찬(고기, 생선, 계란, 두부, 해산물 등)을 1가지 이상 섭취합니다.
- 물 섭취가 부족해지지 않도록 합니다.
  - 소화력 감소, 조기 포만감 등으로 식사량과 물 섭취량이 감소하여 체수분이 부족 해지기 쉽습니다.
  - 식사 중 국물 섭취는 조기 포만감이 쉽게 생길 수 있으므로 식사

와 식사 사이의 빈 시간을 이용해 수분을 자주 섭취하는 것이 좋습니다.
  - 물뿐만 아니라 두유, 우유, 발효유 등을 통해서도 수분을 섭취할 수 있습니다.
- 음식의 간은 환자의 입맛에 맞추도록 합니다.
  - 수술 후에는 식욕이 저조합니다.
  - 지나치게 싱거운 식사는 환자의 식사량 증가에 방해될 수 있습니다.
- 비타민/무기질 보충제가 필요할 수 있습니다.
  - 섭취량이 잘 증가하지 않고 지속적인 체중 감소가 관찰되는 경우, 비타민 및 무기질이 부족할 가능성이 큽니다. 이런 경우 임상 영양사와의 상의가 필요합니다.
- 식사 후 답답하고 더부룩한 느낌 등 소화가 잘 되지 않을 경우에는 가볍게 걷는 것이 좋습니다.

2) 수술 별 식사 관리 시 주의사항

● 췌십이지장절제술(Whipple's procedure): 덤핑증후군

췌십이지장절제술 후에는 덤핑증후군이 발생할 수 있습니다. 덤핑증후군은 위의 일부를 절제한 후 생길 수 있는 식후 불편감 중의 하나이며, 음식물 통과 속도를 조절하는 위의 기능이 감소되어 음식물이 소장으로 빠르게 이동할 때 나타납니다. 또한 한꺼번에 많은 음식을 먹거나 식사를 빨리할 때, 또는 단순당을 함유한 식품을 많이 먹었을 때에도 발생할 수 있습니다.

● 췌장전절제술(Total pancreatectomy)

췌장을 전부 절제하는 경우 췌장의 역할을 대신할 인슐린의 투여와 소화효소제 복용이 필수적이며 당뇨병 식사 요법이 필요합니다.

조기 덤핑증후군 (식후 30분 이내)

• 증상 : 상복부 통증, 설사, 메스꺼움, 복부팽만, 식은땀, 어지러움 등
• 덤핑증후군 증상이 발생하면 : 누운 자세에 가깝도록 비스듬히 기대어 쉽니다.
• 예방을 위해서는 : 음식물을 충분히 씹어 조금 식사를 더 천천히 진행해 봅니다. : 식사량을 늘릴 때는 소량씩 점차 늘려봅니다.

❻ 영양 밀도를 높일 수 있는 식사 준비 방법

영양 밀도가 높은 음식이란 같은 섭취량이라도 열량과 단백질을 포함한 이외의 영양소 함량이 높은 것을 의미합니다. 섭취량이 부족할 때는 영양 밀도가 높은 음식을 선택하는 것이 영양 상태 유지에 도움됩니다.

• 우유를 이용해 영양 밀도 높여 보기

우유 120 kcal	오곡 쉐이크 220 kcal	바나나 쉐이크 320 kcal	고구마 쉐이크 320 kcal
우유 1컵 (200 mL)	우유 1컵 +미숫가루 3스푼	우유 1컵 + 바나나 1개 + 호두 2알, 아몬드 7알 + (기호에 따라) 꿀 소량	우유 1컵 + 고구마1/2개 + 호두 2알, 아몬드 7알 + (기호에 따라) 꿀 소량

• 영양 밀도 높인 카레 만들기

열량이 낮고 소화 속도가 더딘 야채는 줄이고 고기와 감자의 양을 늘립니다. 단백질, 무기질 등 좋은 영양소가 풍부한 병아리콩을 삶아서 갈아 넣어 주고, 물의 일부를 우유로 대체함으로써 영양 밀도를 높일 수 있습니다.

쇠고기 야채 카레 230kcal, 단백질 7g(밥 제외)	쇠고기, 병아리콩 우유 카레 360kcal, 단백질 18g(밥 제외)
카레 25 g 쇠고기 또는 닭고기 25 g 양파 ½개 감자 ¼개 당근 ¼개 식용유 1작은술 물 200 cc	카레 25 g 쇠고기 또는 닭고기 40 g 양파, 당근 소량 감자 ½개 식용유 1작은술 충분히 불린 병아리콩 2큰술 + 물 100 cc, 우유 100 cc 넣어 갈아 넣기

- 프렌치 토스트: 우유와 혼합한 계란을 입힌 촉촉한 토스트
- 영양음료 딸기 쉐이크: 셀렉스, 하이뮨 등의 영양음료와 딸기를 함께 넣고 갈아주기
- 두부면 비빔국수: 소면의 일부를 두부면으로 대체하고 계란지단 많이 넣기
- 양배추 두부만두:
  - 살짝 찐 양배추 잎에 만두소를 넣고 말아준다.
  - 만두소를 넣은 후 10분 이상 찐다.
  - 오심이 있을 때는 식혀서 먹는다.

  * 만두소: 물기를 뺀 으깬 두부, 마늘/소금/후추로 간한 갈은 돼지고기, 부추 등
  * 양배추(만두피): 깨끗이 씻어 통잎째 전자레인지에 3~4분간 돌려 준비한다.
- 조리 시 소화 불편감이 없는 범위에서 기름 사용량을 늘립니다.
  * 계란찜 보다는 계란말이 또는 계란프라이
  * 두부조림 보다는 두부지짐
  * 나물류는 무침 보다는 볶음

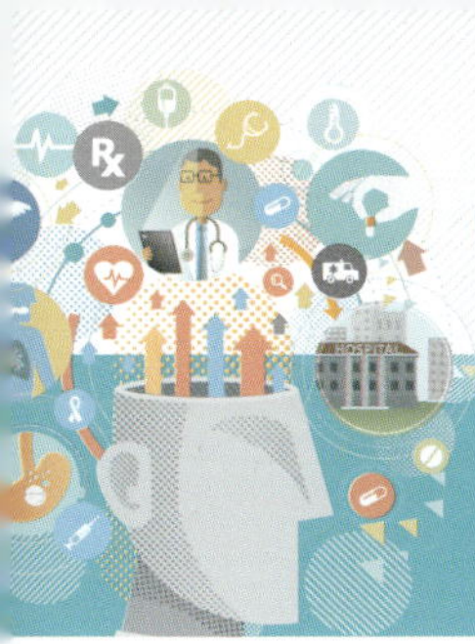

05 당뇨병의 발생 및 치료

고려대학교안암병원 내과 배재현 교수

❶ 서론

췌장암이나 담도암 환자들은 이들 질환이 없는 사람들에 비해 당뇨병이 새로 발생하기도 쉽고 기존에 있던 당뇨병의 관리가 어려워질 가능성이 높다. 반대로 당뇨병이 췌장암이나 담도암의 발생과 진행에 영향을 미칠 수도 있는데, 이 같은 특성들이 암과 당뇨병의 관리를 더욱 복잡하게 만든다. 따라서 췌장암과 담도암을 치료할 때는 의료진뿐만 아니라 환자 역시 당뇨병이 발생하거나 악화될 가능성을 제대로 이해하고 적절히 관리하는 것이 중요하다.

❷ 당뇨병이란?

당뇨병은 체내에서 포도당이 에너지원으로 충분히 사용되지 못하고 부적절한 과정으로 인해 과잉 생성됨으로써 고혈당을 초래하는 일련의 탄수화물 대사 장애를 의미한다. 고혈당으로 인한 당뇨병의 전형적 증상으로는 다뇨, 다음과 설명될 수 없는 체중 감소가 있으며, 당뇨병의 가장 흔한 유형인 2형당뇨병은 합병증이 발생할 때까지 특별한 증상을 보이지 않는 경우가 많다. 또한 췌장암이나 담도암 환자가 보이는 당뇨병의 증상은 일반적인 당뇨병의 증상과 별반 다르지 않다. 그러나 췌장암이나 담도암 환자들은 암으로 인한 체중 감소와 전신 쇠약, 피로감 및 식욕부진 등과 함께 암 치료 과정에서 발생하는 다양한 증상을 겪으며, 당뇨병과 당뇨병 합병증 증상이 더욱 심각하게 나타날 수 있다(그림 8-5-1).

❸ 당뇨병의 진단

당뇨병과 당뇨병의 고위험군인 당뇨병 전단계를 선별하기 위해서는 당화혈색소나 공복혈장포도당 수치를 측정하거나 경구포도당내성검사가 시행된다. 이때 공복혈장포도당은 8시간 이상 금식 후에 측정한 혈장 포도당 값을 의미한다.

당화혈색소는 최근 2~3개월 동안의 혈당 수치를 반영하는 지표로써 공복 여부와 관계없이 검사 가능하며, 공복혈장포도당 및 식후 2시간의 혈당과 좋은 상관 관계를 보여 혈당 상태를 평가하는 데 널리 사용된다. 경구포도당내성검사는 공복 시와 물에 희석한 포도당 75 g을 섭취하고 2시간 후에 혈장포도당을 측정하는 방법이다. 경구포도당내성검사는 공복혈장포도당만으로 진단하지 못하는 당뇨병을 찾아낼 수 있지만 진료 현장에서 시행하기는 번거로운 단점이 있으며, 각각의 검사 방법에 따른 당뇨병과 당뇨병 전단계의 진단 기준은 표 8-5-1과 같다.

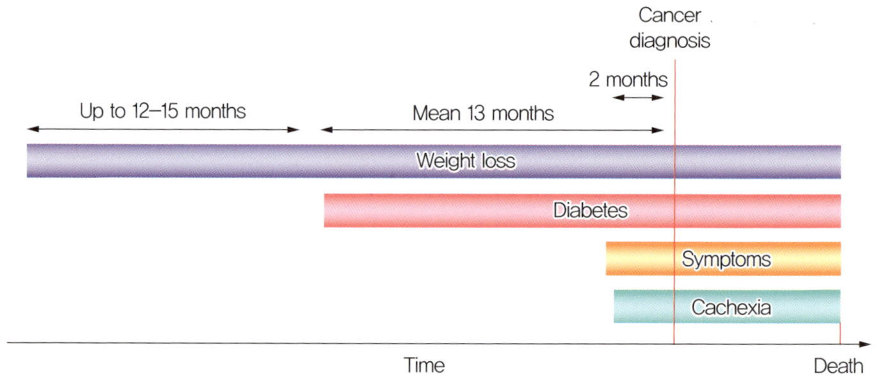

그림 8-5-1. 췌장암의 진단 및 증상 발현과 관련된 당뇨병과 체중 감소의 경과(출처: Sah RP, et al. Nat Rev Gastroenterol Hepatol. 2013;10(7):423–33.)

표 8-5-1. 당뇨병의 진단 기준 (출처: 대한당뇨병학회. 2023 당뇨병 진료 지침 제8판.)

	당화혈색소	공복혈장포도당	75 g 경구포도당 부하 2시간 후 혈장포도당	무작위 혈장포도당
정상 혈당	<5.7%	<100 mg/dL	<140 mg/dL	–
당뇨병전단계	5.7~6.4%	100~125 mg/dL	140~199 mg/dL	–
당뇨병	≥6.5%	≥126 mg/dL	≥200 mg/dL	당뇨병의 전형적인 증상*이 있으면서 ≥200 mg/dL

*다뇨, 다음, 설명되지 않는 체중 감소

4 당뇨병과 췌장암의 관계

1) 당뇨병이 췌장암에 미치는 영향

당뇨병은 췌장암의 대표적 위험인자이다. 2형당뇨병이 있는 사람들은 당뇨병이 없는 사람들에 비해 췌장암의 발생 위험성이 2배 정도 증가한다. 이러한 위험은 2형당뇨병의 진단 초기에 가장 높기 때문에 2형당뇨병이 췌장암의 발생에 영향을 주었다고 생각하기 보다는 췌장암에 의해 2형당뇨병이 발생한 것으로 해석할 수 있다. 그러나 2형당뇨병이 있는 사람들은 유병 기간이 10년 이상 된 경우에도 당뇨병이 없는 사람들에 비해 췌장암의 발생 위험이 높게 유지된다(그림 8-5-2).

전체 당뇨병에서 차지하는 비율은 적지만, 1형당뇨병이 있는 경우에도 당뇨병이 없는 사람들에 비해 췌장암의 발생 위험성이 증가하는 것으로 보고되었다. 또한 현재 전 세계적으로 당뇨병의 유병률이 급격히 증가하고 있는데, 췌장암의 발생에 중요한 역할을 하는 흡연 인구가 줄어들고 있음에도 불구하고 췌장암의 발생률이 높아지는 데는 당뇨병이 일정 부분 기여했을 것으로 추정된다. 2022년 대한당뇨병학회에서 발표한 〈Diabetes Fact Sheet in Korea〉에 따르면 우리나라의 췌장암 발생 위험은 당뇨병 전

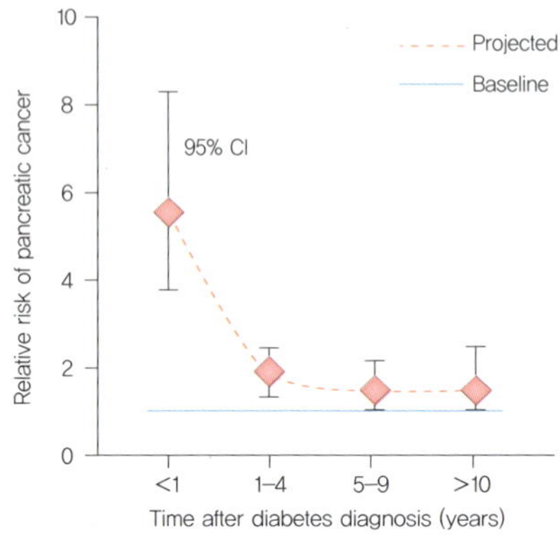

그림 8-5-2. 당뇨병 진단 후 시간에 따른 췌장암의 발생 위험
(출처: Sah RP, et al. Nat Rev Gastroenterol Hepatol. 2013;10(7):423-33.)

단계인 공복혈당장애가 있을 때부터 높아지기 시작해서 당뇨병이 있는 경우에는 더욱 증가하는 것으로 나타났다. 당뇨병으로 인해 췌장암이 발생하는 기전으로는 고인슐린혈증, 고혈당, 염증 및 세포 신호 전달 체계의 이상 등이 제시되고 있다.

2) 췌장암이 당뇨병에 미치는 영향

당뇨병은 췌장암의 발생과 관계가 있지만, 동시에 췌장암으로 인해 당뇨병이 발생하기도 한다(그림 8-5-3). 상당수의 췌장암 환자는 췌장암을 진단

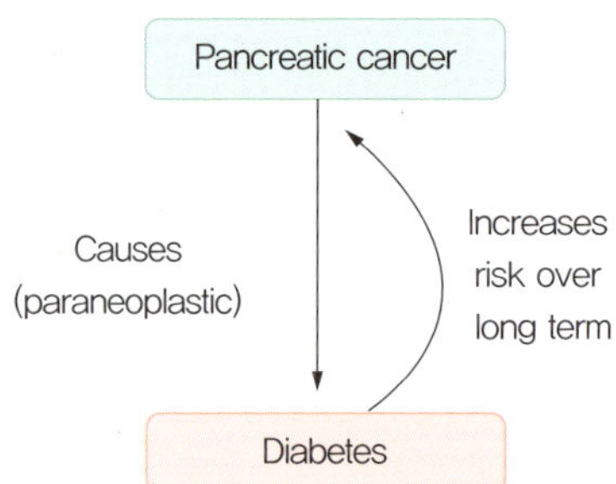

그림 8-5-3. 췌장암과 당뇨병의 양방향 관계
(출처: Sah RP, et al. Nat Rev Gastroenterol Hepatol. 2013;10(7):423-33.)

받기 수개월 전에 당뇨병이 발생하며, 이렇게 새로 당뇨병이 발생한 환자들은 수술로 췌장암을 제거한 뒤 종종 당뇨병이 호전되거나 사라지는 것을 경험한다. 그로 인해 새로 발생한 당뇨병을 췌장암을 시사하는 신호로 간주하기도 하는데, 연구 결과에 따라 차이는 있지만, 새롭게 당뇨병을 진단받은 사람들의 0.3~0.8% 미만에서 당뇨병 진단 3년 이내에 췌장암이 발생하는 것으로 보고된 바 있다.

한편 췌장암 환자들은 췌장 절제를 받은 뒤 새롭게 당뇨병이 생기기도 한다. 이러한 당뇨병은 환자가 고령이거나 과체중 또는 비만이 있거나 수술 전 당화혈색소 수치가 높은 경우, 또는 수술 후 남아 있는 췌장의 용적이 작은 경우에 발생 위험성이 증가한다. 췌장 절제 후 당뇨병의 발생률은 수술법에 따라서도 달라지는데, 문헌에서는 5~42%로 다양하게 보고하고 있다. 기존에 당뇨병이 있던 환자들도 당뇨병이 새로 발생하는 것과 같은 이유로 췌장암을 진단받거나 치료하는 과정에서 혈당 조절이 악화될 수 있는데, 최근 수술 기법과 화학 요법 등의 발전으로 췌장암 환자들의 생존율이 점차 증가하면서 장기적 예후와 삶의 질적 측면에서 당뇨병 관리의 중요성은 더욱 강조되는 추세이다.

❺ 당뇨병과 담도암의 관계

1) 당뇨병이 담도암에 미치는 영향

당뇨병은 췌장암과 마찬가지로 담도암 발생의 주요 위험 인자이다. 미국에서 수행된 역학 연구들을 통합 분석한 결과에 따르면, 당뇨병이 있는 경우, 당뇨병이 없는 경우에 비해 간 내에서 발생하는 담도암의 위험이 1.53배 증가하였다. 이 연구에서는 비만이 있을 때도 간내담도암의 발생 위험성이 체질량 지수가 정상인 경우에 비해 1.49배 증가했는데, 비만에 의해 나타나는 인슐린 저항성이 당뇨병뿐만 아니라 암의 발생과 진행에도 중요하게 관여한다는 점을 고려하면 비만과 당뇨병이 함께 있을 경우, 이 같은 위험성은 더욱 크게 증가한다는 것을 알 수 있다.

간외담도암도 간내담도암과 주요 위험 인자들을 공유하기 때문에 당뇨병이 있는 경우에는 당뇨병이 없는 경우에 비해 그 발생 위험성이 증가한다. 관찰 연구들을 메타분석해 살펴본 결과에 따르면, 2형당뇨병이 있는 경우, 간내담도암과 간외담도암의 발생 위험성은 각각 1.73배와 1.5배 증가하였다.

최근 국내에서 수행된 대규모 후향코호트연구에서는 정상 혈당인 경우에 비해 공복혈당 장애가 있는 경우, 담도암과 담낭암의 발생 위험성 역시 유의하게 증가했는데, 당뇨병이 있는 경우에 이 같은 위험성은 당뇨병의 유병 기간이 길어짐에 따라 점차 증가하면서 더욱 높아졌다.

당뇨병은 그 자체의 영향 외에도 담관의 염증 질환이나 감염 질환이 있는 환자에게서 담도암의 발생 위험성을 높이거나 담도암의 진행을 촉진할 수 있다. 또한 고혈당이 직접 담관암세포의 공격성을 높일 수 있다는 세포 실험 결과 역시 있다. 이처럼 당뇨병은 담도암의 발생과 악화에 부정적인 영향을 미친다.

2) 당도암이 당뇨병에 미치는 영향

췌장암에 비해 보고가 많지는 않지만 담도암 환자에서도 당뇨병이 발생하거나 악화 증상이 나타날 수 있다. 이는 담도암에 의한 직접적 영향보다는 주로 암의 진행으로 인한 체내 대사와 세포 신호 전달 체계 등의 변화와 관련이 있는 것으로 알려졌다. 그 밖에도 담도암의 치료로 췌장을 절제하는 경우, 당뇨병이 발생하거나 악화될 수 있으며, 화학 요법을 포함해 비수술적 치료를 받는 경우에도 혈당 조절이 어려울 수 있다.

❻ 당뇨병의 치료

췌장암과 담도암 환자를 위한 당뇨병 치료의 기본 원칙은 일반적인 당뇨병과 다르지 않다. 그러나 이를 적용할 때는 암의 진행과 치료 과정을 고려해야 하며, 필요한 경우에는 다학제 접근 역시 필요하다.

1) 의학영양요법

환자들은 당뇨병 치료를 위해 개별화된 의학영양요법 교육을 받아야 하는데, 탄수화물, 단백질 및 지방의 섭취 비율과 장기적 효과가 입증된 식사 방법들 중 무엇을 선택할지는 치료 목표와 선호에 따라 개별화가 가능하다. 특히 암 치료 중에는 식욕부진과 함께 체중 감소가 동반될 수 있으므로 규칙적으로 식사하며 적절한 영양 상태를 유지하는 것이 중요하다.

2) 운동요법

당뇨병 치료를 위해서는 적절한 운동이 필요하며, 암 치료 중에도 가능한 운동 계획을 세워 유지하는 것이 좋다. 유산소 운동과 저항 운동을 모두 하는 것을 권장하며, 구체적인 운동의 종류나 빈도와 시간 및 강도 등은 나이와 신체 능력 및 동반 질환에 따라 개별적으로 적용하도록 한다. 또한 운동을 시작하기 전에 당뇨병 합병증의 유무와 암을 포함한 동반 질환의 상태를 평가해 주의할 사항은 없는지를 확인한다.

3) 약물치료

현재 당뇨병의 약물치료 방법으로 다양한 경구혈당강하제와 주사제가 사용되고 있다. 각각의 약물은 서로 다른 특징이 있으며, 약물을 선택할 때는 혈당을 낮춰 주는 효과뿐만 아니라 동반 질환이나 체중에 대한 효과, 저혈당과 다른 부작용 및 비용 등을 종합적으로 고려해야 한다. 특히 암 치료 중에는 현재 사용 중인 약물과의 상호작용을 면밀히 검토해야 하며,

췌장의 내분비 기능이 심각하게 저하되었거나 경구혈당강하제로 혈당 조절이 어려운 경우에는 인슐린 주사를 사용하도록 한다.

4) 혈당 조절 목표

현재 대한당뇨병학회에서 권고하는 2형당뇨병과 1형당뇨병이 있는 성인의 일반적인 혈당 조절 목표는 각각 당화혈색소 6.5% 미만과 7.0% 미만이다. 그러나 환자의 신체 상태와 사회적 여건 및 암 치료 과정이나 기대여명 등을 고려해서 개별화해야 한다.

6 결론

췌장암과 담도암 환자에서 당뇨병에 대한 적절한 감시와 관리는 환자의 전반적 건강 상태를 개선할 뿐만 아니라 암 치료의 경과에도 긍정적 영향을 미친다. 또한 정기적인 혈당 측정과 생활 습관 관리 및 적절한 약물 치료를 통해 환자의 삶의 질을 향상시킬 수 있다.

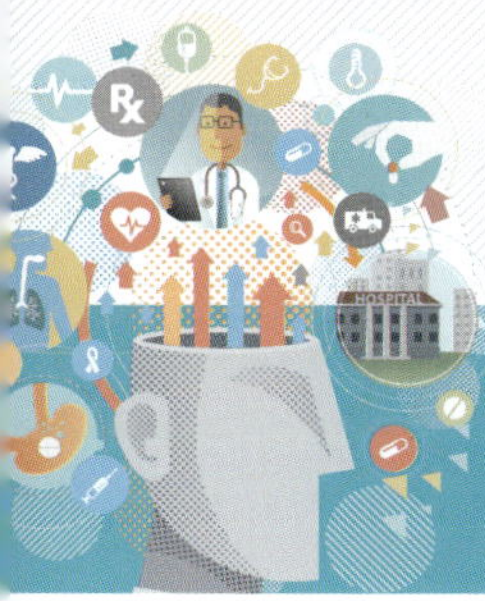

06

췌장 및 담낭/담도암 치료 후 재활과 운동

분당제생병원 재활의학과 문현임 교수

췌장암은 수술 후 항암보조요법을 시행하는 경우가 많은 암종이며, 췌장암 치료를 받는 환자들은 피로 및 통증, 체중 감소와 심리적 장애 등의 문제를 겪을 수 있습니다. 또한 암 악액질(cancer cachexia)은 췌장암 환자의 85% 이상에서 관찰되며, 이는 이동 능력의 감소나 질병, 생존율의 감소와도 관계가 있습니다. 따라서 이러한 치료 합병증에 대응하기 위해서는 보조 요법이 필요합니다.

신체 활동(physical activity)은 건강과 삶의 질을 유지하는 데에 필수적입니다. 암 치료 중에 수행되는 유산소 운동 및 근력 강화 운동을 포함한 모든 운동은 많은 치료 및 질병 관련 합병증을 완화하는 데에 도움될 수 있습니다. 실제로 피로, 통증 및 신체 기능 유지와 개선이나 회복을 위한 운동의 역할을 뒷받침하는 증거들이 있으며 암 치료 전반에 걸쳐 운동이 권장됩니다. 현재 운동 지침의 기반이 되는 연구의 대다수는 주로 초기 유방암 환자들을 대상으로 한 것입니다. 일반적으로 초기 유방암 환자는 다른 암 환자들보다 더 건강하고 활동적이며, 특히 질병의 진행 단계에서 대부분 진단되는 췌장암 환자보다 더욱 그와 같은 경향을 보입니다. 따라서 췌장암 환자가 초기 유방암의 운동 권장 사항을 따르고 달성하는 일은 어려울 수밖에 없습니다.

췌장암은 유병률이 낮기 때문에 췌장암 환자의 실현 가능성을 고려한 운동 처방은 현재 알려져 있지 않으며, 이들을 대상으로 한 연구들을 분석함으로써 그 내용을 정리해 보자면 다음과 같습니다. 우선 연구 전반에 걸쳐 보고된 내용을 바탕으로 분석할 때 운동 관련 부작용이 없는 췌장암 환자의 경우에는 운동 훈련이 안전한 것으로 보입니다. 췌장암의 공격적 특성과 암 치료법의 누적 독성을 고려할 때 췌장암 환자가 운동을 하는 것은 오히려 해가 될 것으로 생각되기도 하지만 연구 결과는 그렇지 않았습니다. 그러나 정기적이고 짧은 평가 간격을 기준으로 운동 프로그램을 평가해야 할 것이며, 필요 시에는 적절한 시기에 수정을 할 수 있어야 할 것으로 판단됩니다.

❶ 운동의 형태

운동은 유산소 운동, 근력 운동, 유연성 운동으로 나눌 수 있습니다. 유산소 운동은 운동하는 동안 우리 몸 속 세포가 산소를 필요로 하는 운동을 의미하며, 걷기, 가벼운 등산, 고정식 자전거 타기 등이 이에 해당합니다. 근력 운동은 근육에 일정한 부하(무게)를 주는 운동으로 근육량을 유지해 주고 힘과 근육의 지구력을 키울 수 있도록 도와주는 운동을 말합니다. 근력 운동은 웨이트 기구를 이용하거나 자신의 체중을 이용하는 운동으로 진행할 수 있으며, 수술 후에는 가볍게 하는 것이 좋고, 수술 부위에 압력을 주는 운동은 하지 않는 것이 바람직합니다.

한편 유연성 운동은 관절의 움직임을 개선하고 근육을 부드럽게 해주는 운동으로, 스트레칭이 대표적인 유연성 운동에 해당합니다. 수술 직후에는 수술 부위 통증이 발생할 수 있으므로 주의해야 하며, 침대에서 가벼운 스트레칭을 하거나 병실을 걷는 것만으로 충분한 운동이 될 수 있습니다. 아울러 유연성 운동은 유산소 운동이나 근력 운동을 하기 전에 5~10분 정도 실시하는 것이 좋습니다.

❷ 운동의 빈도

운동은 일반적으로 1주일에 3회 이상, 1회에 30~40분 정도 하는 것이 적당하지만, 췌장암 환자를 대상으로 한 운동 빈도가 정해진 바는 없습니다. 췌장암 환자 대상의 연구에서는 1주일에 2회, 3~5회 정도로 실시하고 운동의 효과를 본 연구들이 많기 때문에 주 2~3회 정도의 운동을 해 주는 것이 좋습니다.

❸ 운동의 강도

유산소 운동의 강도는 최대 심박수와 인지된 노력(RPE, rating of perceived exertion) 등급을 사용해서 처방하며, 최대 심박수의 65~80%, RPE 11~13 정도의 유산소 운동 강도를 처방한 연구가 있었습니다. 쉽게 말해, 최대 심박수의 65~80% 정도의 심박수까지 오르도록 유산소 운동을 해주는 것을 의미합니다.

저항운동 강도는 1RM의 %를 이용하여 처방하는데, 1 RM은 한 번에 최대 노력으로 중량을 들어올릴 수 있는 무게의 최대치를 의미하며, 연구들에서는 1RM의 50~80% 정도의 저항운동 강도를 처방하고 있습니다.

한편 운동 중 어지러움을 느끼거나 두통, 호흡 곤란 등이 발생한다면 운동을 일단 중단하고 담당 의사와 상의하는 것이 좋습니다. 특히 췌장암 수술 후에는 당뇨병이 발생하는 경우가 많으므로 운동 후 저혈당이 일어날 수 있으므로 주의해야 합니다.

❹ 운동의 효과

운동의 효과를 보는 지표로서 심폐 운동 테스트를 사용하여 직접 VO-2max를 평가하기도 하고, 6분 걷기 테스트, 계단 오르기 테스트 등을 사용하는데, 췌장암 환자를 포함한 연구에서 운동 후 유산소 능력이 개선되었다는 보고가 있었습니다. 근력 또한 상체 및 하체의 근력 모두에서 개선되었음이 보고되었으며, 보행 속도와 균형 점수에서도 개선이 증명되었습니다.

현재 연구의 효능에 대한 결과 중에서 운동 훈련이 심리적 고통의 개선과 가장 일관되게 관련이 있다는 것을 볼 수 있으며, 저항성과 유산소 운동을 함께 실시하면 질병 단계에 상관없이 우울증과 불안 증상이 감소하는 것으로 나타났습니다. 특히 유산소 운동이 심리적 고통의 낮은 비율과 관계가 있다는 사실은 잘 알려져 있습니다. 이는 운동 훈련 후 자기 효능감 향상과 관계가 있을 수 있다는 것을 의미하며, 정신 건강과 심리적 기능에도 긍정적 기여를 한다는 점을 시사합니다. 또한 체온과 뇌혈류의 증가, 엔도르핀의 높은 수준을 포함한 운동의 정서적 이점에 관한 다양한 생물학적 가설 역시 제안된 바 있습니다.

이를 종합할 때, 운동은 모든 질병 단계에서 췌장암 환자의 신체적 능력과 정신 건강에 도움을 줄 수 있습니다. 일반적으로 수술 후 1년이 경과하면 어떤 운동도 가능하지만, 항암화학치료나 방사선 치료를 받고 있다면 전신 상태에 맞춰서 운동 방법을 조정하는 것이 필요합니다.

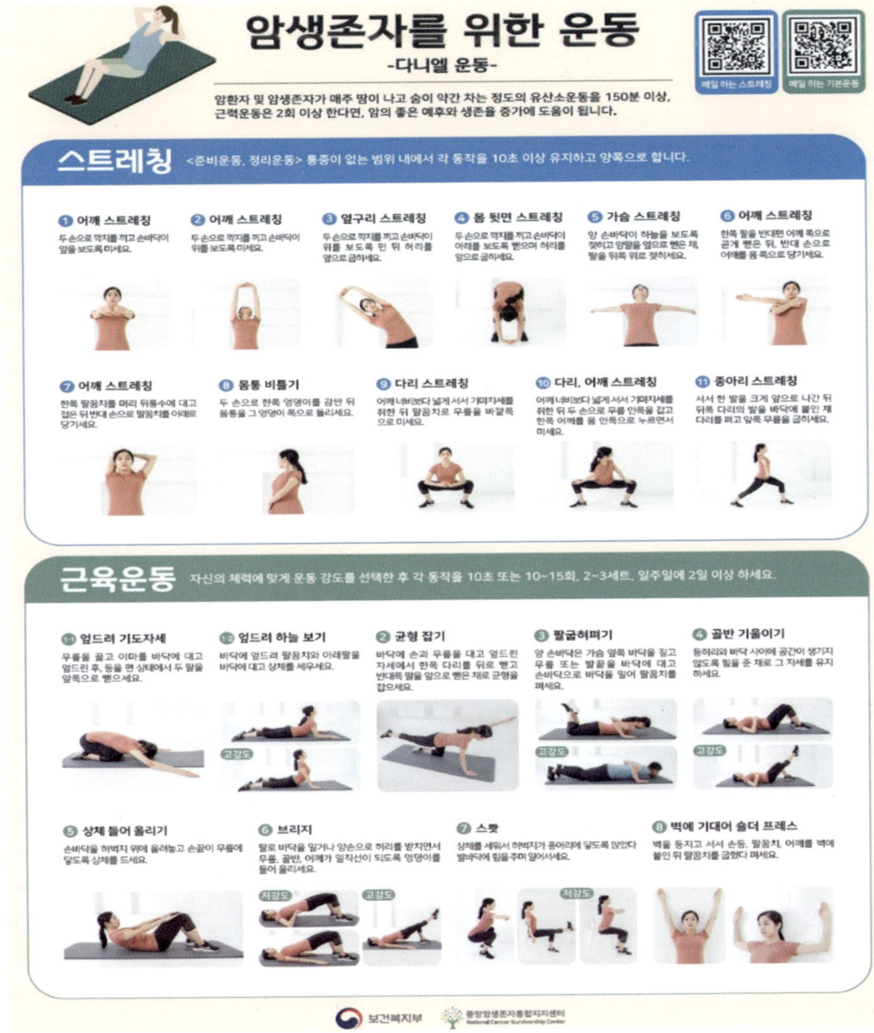
암생존자를 위한 운동
-다니엘 운동-
매일 하는 스트레칭
매일 하는 기본운동
암환자 및 암생존자가 매주 땀이 나고 숨이 약간 차는 정도의 유산소운동을 150분 이상, 근력운동은 2회 이상 한다면, 암의 좋은 예후와 생존율 증가에 도움이 됩니다.
스트레칭 <준비운동, 정리운동> 통증이 없는 범위 내에서 각 동작을 10초 이상 유지하고 양쪽으로 합니다.
① 어깨 스트레칭
두 손으로 깍지를 끼고 손바닥이 앞을 보도록 미세요.
② 어깨 스트레칭
두 손으로 깍지를 끼고 손바닥이 위를 보도록 미세요.
③ 옆구리 스트레칭
두 손으로 깍지를 끼고 손바닥이 위를 보도록 민 뒤 허리를 옆으로 굽히세요.
④ 몸 뒷면 스트레칭
두 손으로 깍지를 끼고 손바닥이 아래를 보도록 뻗으며 허리를 앞으로 굽히세요.
⑤ 가슴 스트레칭
양 손바닥이 하늘을 보도록 젖히고 양팔을 옆으로 뻗은 채 팔을 뒤쪽 위로 젖히세요.
⑥ 어깨 스트레칭
한쪽 팔을 반대편 어깨 쪽으로 곧게 뻗은 뒤, 반대 손으로 어깨를 몸 쪽으로 당기세요.
⑦ 어깨 스트레칭
한쪽 팔꿈치를 머리 뒤통수에 대고 접은 뒤 반대 손으로 팔꿈치를 아래로 당기세요.
⑧ 몸통 비틀기
두 손으로 한쪽 엉덩이를 감싼 뒤 몸통을 그 엉덩이 쪽으로 돌리세요.
⑨ 다리 스트레칭
어깨 너비보다 넓게 서서 기마자세를 취한 뒤 팔꿈치로 무릎을 바깥쪽으로 미세요.
⑩ 다리, 어깨 스트레칭
어깨 너비보다 넓게 서서 기마자세를 취한 뒤 두 손으로 무릎 안쪽을 잡고 한쪽 어깨를 몸 안쪽으로 누르면서 미세요.
⑪ 종아리 스트레칭
서서 한 발을 크게 앞으로 나간 뒤 뒤쪽 다리의 발을 바닥에 붙인 채 다리를 펴고 앞쪽 무릎을 굽히세요.
근육운동 자신의 체력에 맞게 운동 강도를 선택한 후 각 동작을 10초 또는 10~15회, 2~3세트, 일주일에 2일 이상 하세요.
1-1 엎드려 기도자세
무릎을 꿇고 이마를 바닥에 대고 엎드린 후, 등을 편 상태에서 두 팔을 앞쪽으로 뻗으세요.
1-2 엎드려 하늘 보기
바닥에 엎드려 팔꿈치와 아래팔을 바닥에 대고 상체를 세우세요.
고강도
② 균형 잡기
바닥에 손과 무릎을 대고 엎드린 자세에서 한쪽 다리를 뒤로 뻗고 반대쪽 팔을 앞으로 뻗은 채로 균형을 잡으세요.
③ 팔굽혀펴기
양 손바닥은 가슴 옆쪽 바닥을 짚고 무릎 또는 발끝을 바닥에 대고 손바닥으로 바닥을 밀어 팔꿈치를 펴세요.
고강도
④ 골반 기울이기
등허리와 바닥 사이에 공간이 생기지 않도록 힘을 준 채로 그 자세를 유지하세요.
고강도
⑤ 상체 들어 올리기
손바닥을 허벅지 위에 올려놓고 손끝이 무릎에 닿도록 상체를 드세요.
⑥ 브리지
발로 바닥을 밀거나 양손으로 허리를 받치면서 무릎, 골반, 어깨가 일직선이 되도록 엉덩이를 들어 올리세요.
저강도
고강도
⑦ 스쾃
상체를 세워서 허벅지가 종아리에 닿도록 앉았다 발바닥에 힘을 주며 일어서세요.
저강도
⑧ 벽에 기대어 숄더 프레스
벽을 등지고 서서 손등, 팔꿈치, 어깨를 벽에 붙인 뒤 팔꿈치를 굽혔다 펴세요.
보건복지부
중앙암생존자통합지지센터
National Cancer Survivorship Center

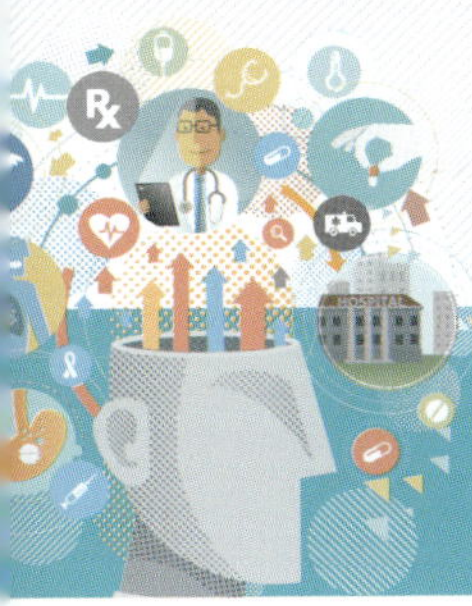

07

통증관리

한림대학교 동탄성심병원 내과 고동희 교수

일반적으로 암 환자에게 있어서 통증 관리는 환자의 삶의 질과 치료를 유지하고 일상생활을 할 수 있도록 만드는 데 무엇보다 중요하다. 특히 췌장암과 담도암 환자들의 경우에는 다른 암 질환 환자보다 발견 당시 수술이 어려워 보존적 치료를 하는 경우가 많고, 췌장의 해부학적 위치 때문에 더욱 큰 통증을 호소하는 경우가 많다. 그러므로 췌장암 담도암 환자들의 경우에는 적절한 통증 관리를 통해 암 치료를 더욱 적극적으로 할 수 있고, 환자의 삶의 질 역시 향상 가능하다. 따라서 본 글에서는 이와 같은 특성들을 유념하며 통증의 원인 및 평가에 대해 알아보고, 약물 치료 및 중재적 치료에 대해서도 살펴보고자 한다.

❶ 통증 원인

암성 통증은 암환자가 겪는 모든 통증을 일컬으며, 그 원인은 암 질환과 관련된 통증, 암 치료와 관련된 통증, 암 이외의 질환과 관련된 통증으로 구분할 수 있다. 암 질환과 관련된 통증은 암이 뼈로 전이되거나 신경 손상, 연하조직 침범, 내부 장기 침범 등으로 인해 발생하는 통증을 의미하며, 암의 치료와 관련된 통증은 수술, 방사선 치료, 약물 치료로 인해서 세포 손상이 발생될 때 일어나는 통증을 의미한다. 또한 두통 같은 암 질환 이외의 질환에 의한 통증도 일부 해당한다.

❷ 통증 평가

통증은 여러가지 요인으로 인해 발생하고 개인적 차이를 보이며, 암의 진행 정도와 항상 비례하지는 않으므로 적절한 통증의 평가에 따라 마약성 약제 또는 비마약성 약제나 보조 진통제 등의 알맞은 약제를 선택하고 약물 치료 용량을 조정해야 한다.

환자의 통증을 포괄적으로 평가하기 위해서 의사들은 환자에게 통증의 시작 시기, 경과, 지속 시간과 통증의 위치 및 방사 부위, 통증의 세기나 특성, 악화 및 완화 요인 등에 대해 상세하게 물어본다. 또는 갑작스럽게 느껴지는 심한 통증이 있는지, 통증 때문에 수면이 어렵거나 일상생활에 영향을 주지는 않는지 등을 확인하기도 한다. 이때 평가 도구로는 숫자통증등급을 가장 많이 사용하며, 통증이 전혀 없는 상태를 0점, 환자가 상상할 수 있는 가장 심한 통증을 10점으로 하여 환자 스스로 자신의 통증을 표시하도록 한다(그림 8-7-1).

당신이 느끼는 통증 정도를 가장 잘 나타내는 숫자에 동그라미를 하십시오.

0 1 2 3 4 5 6 7 8 9 10

통증이 없음

상상할 수 없을 정도의 심한 통증

그림 8-7-1. 숫자 통증 등급

지속적인 통증 강도의 재평가를 통해 치료의 효과를 확인하고 약물 치료의 용량을 조절한다. 환자는 통증에 대해 가능한 정확하고 가감 없이 얘기해야 한다. 환자들 중에는 통증이 있으면 의사가 암 치료에 집중할지 못할 것이라는 잘못된 인식을 가지고 있는 경우가 있는데, 통증 조절이야 말로 적절한 암 치료를 위해 꼭 필요한 요소임을 명심해야 한다.

❸ 통증 조절

환자의 통증 정도에 따라 경증, 중등도, 중증 통증으로 나누어 각 정도에 맞추어 약물을 정하게 된다. 경한 통증에는 아세트아미노펜과 NSAID(비스테로이드성 항염증제)를 사용하고 중등도 이상의 통증에는 마약성 진통제를 주로 사용한다. 마약성 진통제는 경구, 패치형, 설하정, 주사 등의 다양한 제재가 있으므로, 상황에 맞추어 의사와의 상의 하에 적절한 제재를 결정한다. 이때 마약성 진통제의 효과를 도와줄 수 있는 진통 보조제 역시 사용할 수 있다.

1) 비마약성 진통제

아세트아미노펜과 NSAID가 있으며 아세트아미노펜은 NSAID에 비해 소염 작용과 혈소판 억제 작용이 없다. 비마약성 진통제의 종류는 매우 다양하지만 효과는 비슷하고 부작용에 차이가 있으므로 담당 의사와 상의해서 약제를 선택하는 것이 필요하다.

2) 마약성 진통제

환자들은 마약성 진통제 사용에 대한 거부감이 많다. 마약성 진통제를 사용하면 질병이 악화될 것이라는 생각, 마약중독에 대한 걱정, 벌써부터 진통제를 사용하면 나중에는 사용할 것이 없으니 참고 못 견딜 때에만 사용해야 한다는 생각 등, 잘못된 인식을 가진 환자가 많은 것이다. 그러나 처음에도 얘기했지만 통증은 환자의 치료 성적과 삶의 질을 떨어뜨리므로 초기부터 조절해야 생활도 나아지고 치료도 더 잘 받을 수 있다. 따라서 마약성 진통제 사용에 대한 거부감을 버리고, 통증이 있으면 담당 의사에게 얘기해서 적절한 통증 조절을 해야 한다.

3) 마약성 진통제의 종류

다양한 마약성 진통제가 있으며, 속효성, 서방형 제재와 패치와 설하정 등 같은 종류라도 다양한 제재가 있다(표 8-7-1).

표 8-7-1. 국내 시판 마약성 진통제

성분명	제형	비고
Morphine	경구 서방형/속효성 주사제	신기능 저하 시 주의
Oxycodone	경구 서방형/속효성주사제	
Oxycodone/Naloxone 복합	경구 서방형	
Hydromorphone	경구 서방형/속효성	
Hydrocodone/Acetaminophen복합	경구 속효성	
Fentanyl	경피 패치, 경점막 속효성, 주사제	경점막 제제: 최소 용량 제형으로 투여 시작하여 증량
Codeine	경구 속효성	신기능 저하 시 주의 최대 240 mg/day
Codeine/Ibuprofen/Acetaminophen 복합	경구 속효성	신기능 저하 시 주의
Tramadol	경구 서방형, 주사제	Tramadol성분 최대 400 mg/day TCA/SSRI병합 투여 시 주의
Tramadol/Acetaminophen 복합	경구 서방형/속효성	
Buprenorphine4	경피 패치	최대 20 ug/hr

● **마약성 진통제의 부작용**

변비가 가장 흔한 부작용 증상으로 나타난다. 변비 증상은 마약성 진통제를 사용하는 동안 지속되므로 예방 차원에서 자극성 하제 및 삼투성 하제를 사용하고, 만일 변비가 지속된다면, 장폐색이나 분변 매복 등이 발생한 것일 수 있으므로 의사에게 얘기해야만 한다.

또한 구역이나 구토도 발생할 수 있다. 이러한 경우에는 다른 원인의 감별이 중요하며, 용량 증량시에 진정이나 졸림 증상이 올 수 있고, 지속되면 꼭 담당의사의 진료가 필요하다. 또한 때때로 섬망이 오기도 하고 호흡억제가 발생할 수도 있기 때문에 이러한 경우에는 즉각적 진료를 필요로 하며, 배뇨 장애, 구강 건조, 가려움증을 수반할 수도 있다.

3) 돌발 통증의 관리

마약성 진통제를 사용하더라도 중간중간 또는 야간에 갑작스럽게 심한 통증이 올 수 있으며, 이 같은 통증을 조절하기 위해서는 속효성 제재를 사용한다. 속효성 제재는 빠른 시간에 약효를 나타내지만, 지속 시간이 짧기 때문에 일시적인 돌발성 통증에만 사용하며, 의사와의 상의 하에 적절한 용량과 제재를 받아서 복용하도록 한다(그림 8-7-2).

4) 보조 진통제

마약성 진통제로 조절하기 어려운 신경병증이나 뼈 전이 통증, 항우울제, 항경련제, 스테로이드 등이 있다.

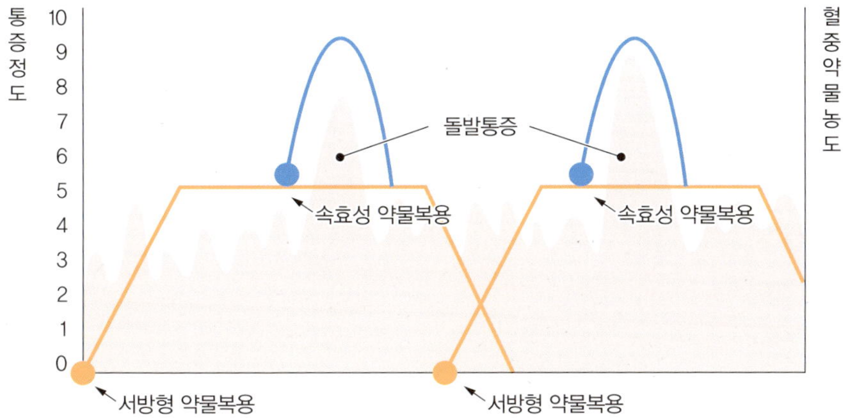

그림 8-7-2. 마약성 진통제 종류 별 약물 농도 변화

췌장암 담도암 환자가 통증이 있으면 의료진에게 통증에 대해 자세히 얘기해서 처음부터 적절하게 치료를 받는 것이 무엇보다 중요하며, 암으로 인한 통증은 대부분 약으로 조절할 수 있다. 그러므로 마약성 진통제의 사용을 두려워하지 말고, 의료진으로부터 복용 방법에 관한 설명을 잘 듣고 복용하도록 하며, 치료 효과에 대해서도 자주 상의하여 적절한 통증 관리를 해야만 한다.

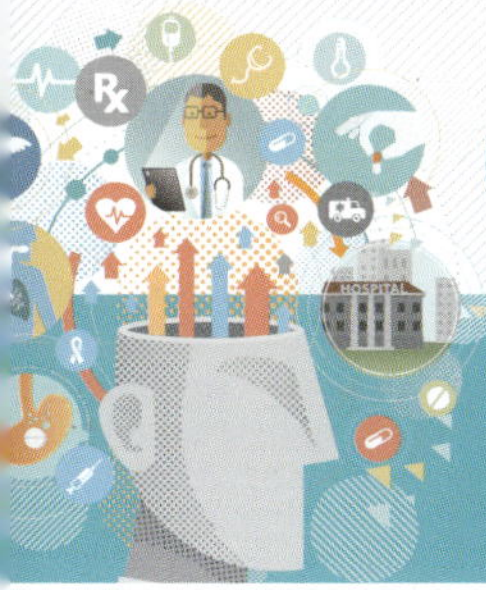

08

정신적 지지 요법

한림대학교 동탄성심병원 내과 고동희 교수

췌장암과 담도암은 좋지 않은 예후를 지닌 대표적 암 중에 하나인 만큼 환자들이 확진 사실을 알게 된 후에 느끼는 우울감이나 정신적 고통이 심한 것으로 알려져 있다. 따라서 예상치 못한 췌장암을 진단받은 사람이 마음의 동요 없이 그 사실을 차분히 받아들인다면 오히려 이상한 것이고 대부분은 당황하고 우울함을 느끼는 것이 당연한 현상이다. 그러나 이러한 정신적 고통과 우울감이 지속된다면 환자의 삶의 질을 저해할 뿐만 아니라 치료에 순응하기도 어렵고, 결과적으로 치료경과 또한 좋지 않은 것으로 알려져 있다. 따라서 본 글을 통해 췌장암·담도암 환자들의 정신적 고통과 걱정을 어떻게 대처할 것인가에 대해 생각해 보고, 치료가 어려운 상태에서 가져야 할 바람직한 마음가짐에 대해서도 살펴보고자 한다.

❶ 진단 시 마음가짐

누구나 처음 진단받게 되면 화가 날 수 있고, 걱정과 슬픔, 두려움, 불안, 초조, 우울, 희망이 없는 것 같은 우울감을 느낄 수 있다. 그런 동시에 직장과 사회적 역할, 자녀와 배우자에 대한 걱정, 경제적 문제까지 다양한 정신적 어려움 역시 생길 수 있다. 이 같은 걱정과 힘든 감정은 환자뿐만 아니라 그 가족들도 다같이 느끼게 되며 그로 인해 힘들어 할 수밖에 없게 된다. 그러나 걱정에 얽매이기 보다는 담당 의사에게 정확한 진단에 관한 설명을 듣고, 앞으로 받을 치료에 관해 정확한 내용을 파악하며, 의사와 가족들이 함께 결정해서 정서적 어려움이 있다면 언제든지 의사에게 얘기하는 적극적 자세가 필요하다.

❷ 정신적 문제에 대한 진료와 치료

췌장암·담도암 환자들은 암이나 암 치료와 관련해서 오심이나 복통 등 신체적 증상이 우울증의 증상과 겹쳐서 환자 본인이 우울감이나 불안감을 느끼는지조차 인지하지 못하는 경우가 많다. 또한 인지를 하더라도 암 치료에 영향을 줄까 봐 얘기하지 못하거나 진료를 거부하는 경우도 많다. 그러나 가벼운 불안감이나 우울감이라도 삶의 질에 직접적 영향을 줄 수 있고, 인지 기능과 면역기능에 영향을 주며 암 치료에 대한 순응도도 떨어지게 하므로 결과적으로 생존율에도 영향을 미칠 수 있다. 이렇듯 췌장암·담도암 환자가 느끼는 우울감과 같은 정신적 증상도 신체적 증상만큼이나 중요한 사안이며 스스로 조절하기 어렵기 때문에 전문가의 치료를 필요로 한다. 또한 심리치료나 약물 치료 등으로 우울증이나 불안감과 같은 증상이 호전될 수 있고, 정신적 안정을 찾게 되면, 암 치료의 효과도 더 좋을 수 있으므로 항상 정신 건강 상태에 대해 의료진과 지속적으로 상담하는 노력이 필요하다.

❸ 호스피스 완화 의료

호스피스 완화 의료에 대한 개념이 잘 정립되기 전에는 완화 치료의 의미가 치료를 포기하고 말기 환자를 방치하는 것으로 환자나 보호자 모두 잘못 이해하는 경우가 많았다. 그러나 완화 치료는 기존의 치료와 목표나 방향성이 다를 뿐 환자의 통증 및 다른 고통스러운 증상을 경감하고 환자와 가족의 심리·사회적, 정신적 어려움을 돕기 위한 방법이라는 맥락에서는 동일하다. 즉, 의사, 간호사, 사회복지사 등으로 이루어진 호스피스 완화 의료 전문가들이 팀을 이루어 환자와 가족의 고통을 경감시킴으로써 삶의 질을 향상시키는 것을 목표로 하는 의료 서비스라고 할 수 있는 것이다.

그럼에도 환자들은 적극적 치료를 중단한 후에 삶에 대한 막연한 두려움으로 인해 의학적으로 불필요한 항암 치료의 중단을 망설이는 경우가 있다. 암 치료에 있어서 어느 시점 이후에는 기존의 치료가 환자의 삶을 연장시키기 어려울 뿐만 아니라 오히려 삶의 질을 저하시킬 수도 있다. 이러한 경우에 완화 치료는 충분한 통증 조절과 더불어 소화불량, 식욕 저하, 호흡곤란 등의 불편 증상에 도움을 주는 치료와 함께 환자 가족과의 상담, 음악·미술요법 등 심리적 부분에 대한 치료를 병행하여 환자에게 죽음을 삶의 일부로 자연스럽게 받아들이면서 여생을 가능한 편안하게 지낼 수 있도록 도와주는 역할을 한다.

물론 암의 치료나 신체적 증상의 치료도 중요하지만, 환자의 삶의 질 향상과 더 좋은 치료 효과를 기대하기 위해서는 정신적 불안과 우울증에 대한 상담 및 치료와 정신적 지지가 중요하며, 특정 시기에 이르러서는 담당 의사와의 충분한 상의 하에 호스피스 완화 치료를 통해 여생을 편안하게 지낼 수 있도록 도움을 주는 것이 바람직하다.

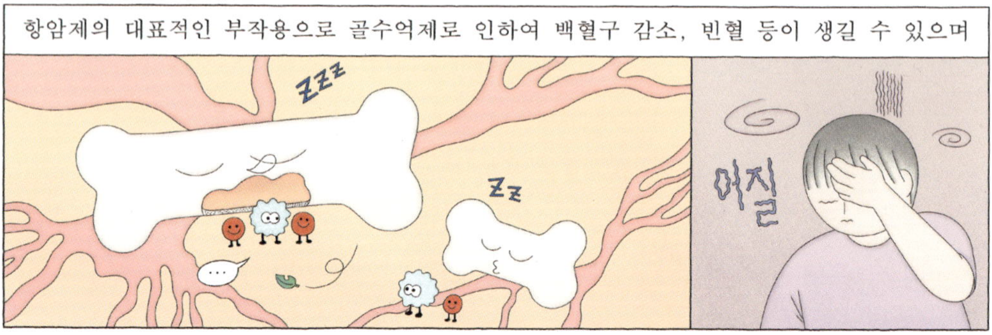
항암제의 대표적인 부작용으로 골수억제로 인하여 백혈구 감소, 빈혈 등이 생길 수 있으며
어질

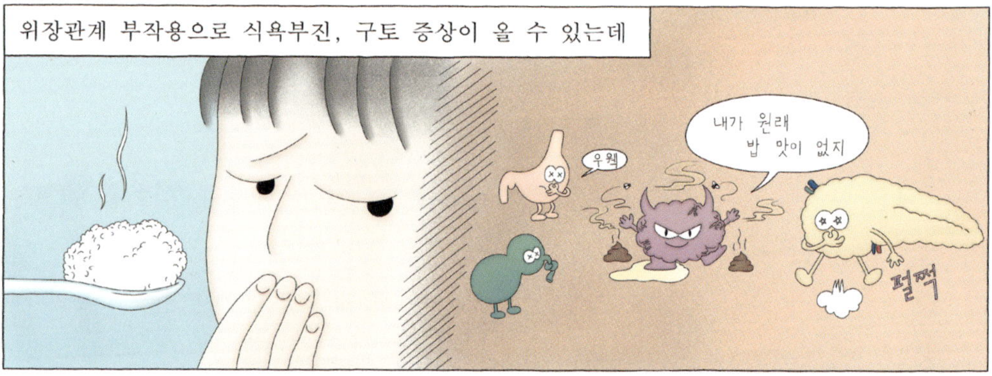
위장관계 부작용으로 식욕부진, 구토 증상이 올 수 있는데
우웩
내가 원래 밥 맛이 없지
펄쩍

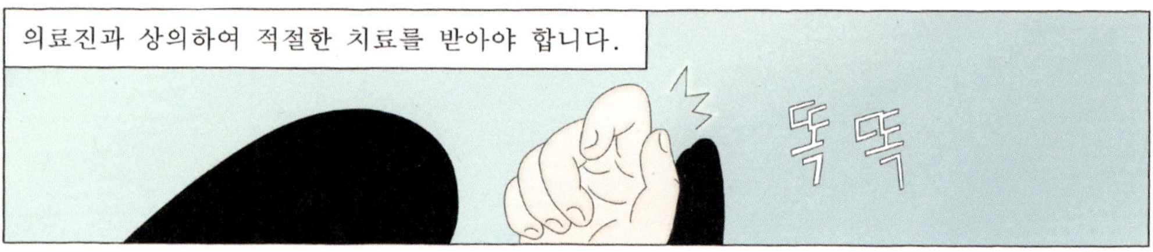
의료진과 상의하여 적절한 치료를 받아야 합니다.
똑똑

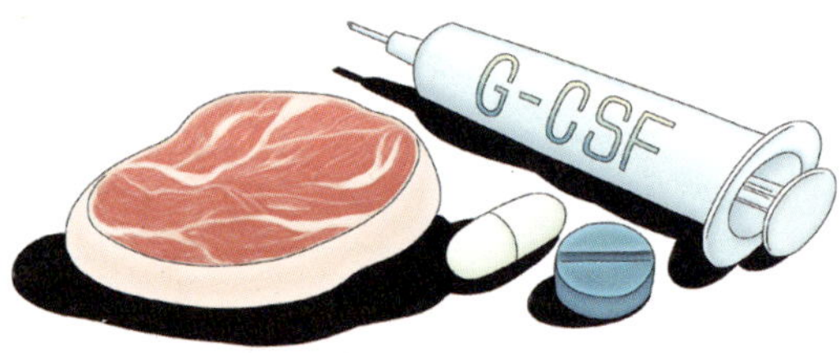
G-CSF

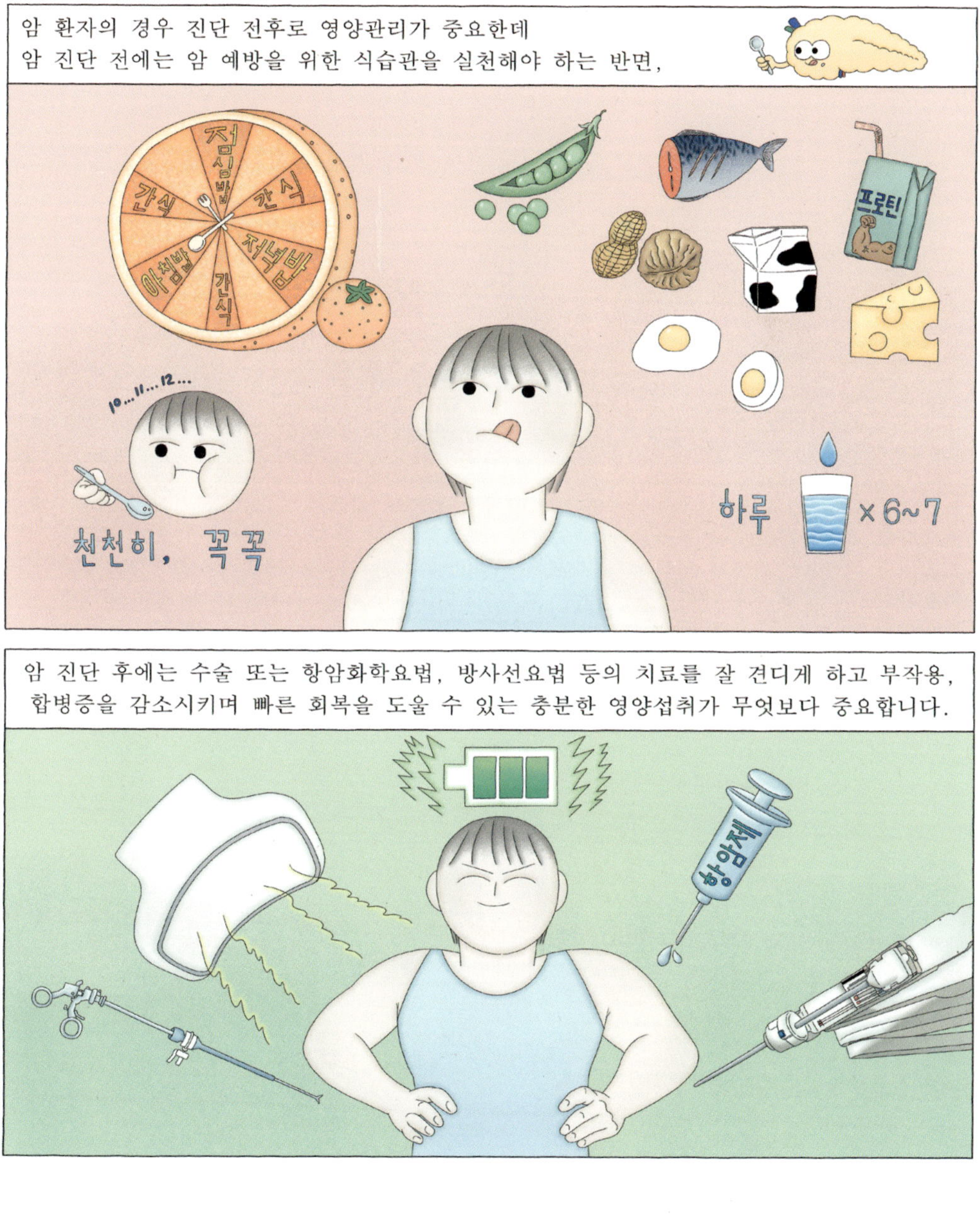
암 환자의 경우 진단 전후로 영양관리가 중요한데
암 진단 전에는 암 예방을 위한 식습관을 실천해야 하는 반면,
점심밥
간식
저녁밥
간식
아침밥
간식
프로틴
10...11...12...
천천히, 꼭꼭
하루 ×6~7
암 진단 후에는 수술 또는 항암화학요법, 방사선요법 등의 치료를 잘 견디게 하고 부작용, 합병증을 감소시키며 빠른 회복을 도울 수 있는 충분한 영양섭취가 무엇보다 중요합니다.
항암제

암 치료 중에 수행되는 유산소 운동 및 근력 강화 운동을 포함한 운동은 많은 치료 및 질병 관련 합병증을 완화하는 데 도움이 될 수 있습니다.

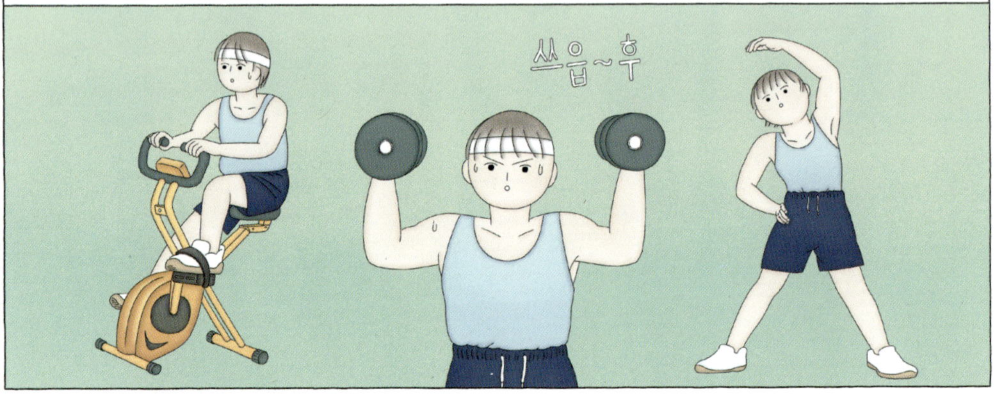

췌장암 담도암 환자가 통증이 있으면 의료진에게 통증에 대해서 자세히 얘기하여 처음부터 적절하게 치료 하는 것이 무엇보다 중요하며, 암으로 인한 통증은 대부분 약으로 조절할 수 있습니다. 마약성 진통제 사용을 두려워하지 말고 의료진의 복용 방법 설명을 잘 듣고 복용 사용하며, 치료 효과에 대해서도 자주 상의하여 적절하게 통증 관리를 해야 합니다.

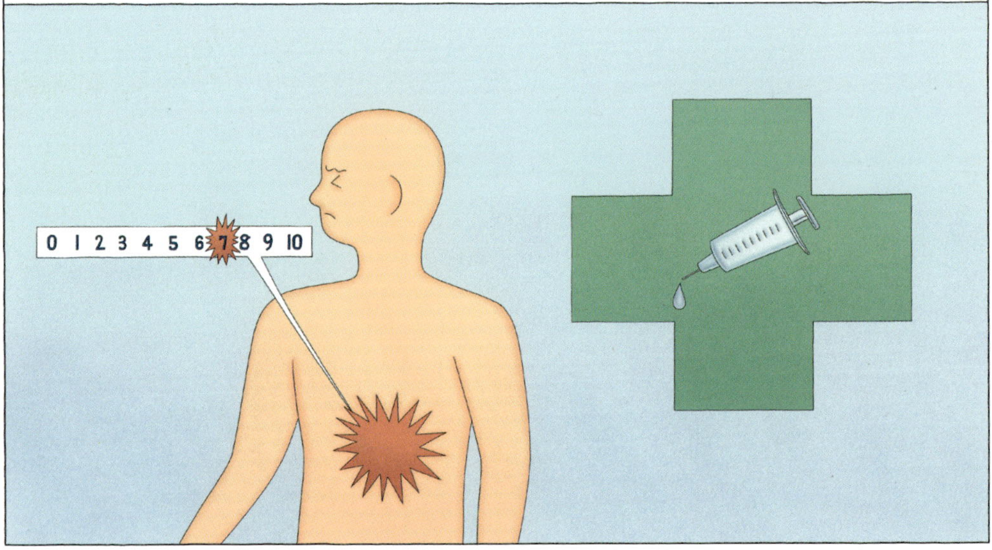

PART 9

FAQ

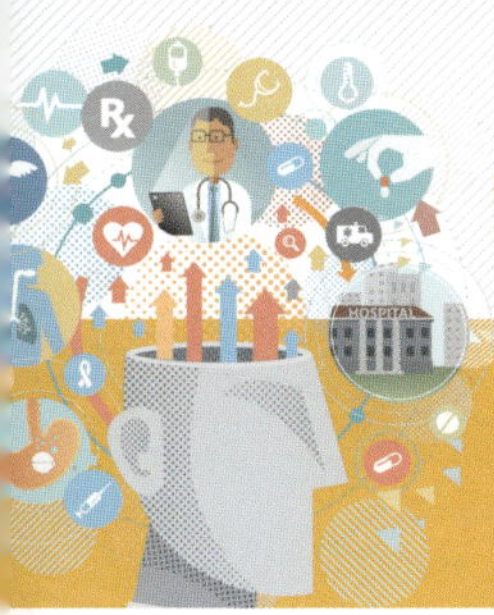

01 Frequently Asked Questions

한국췌장외과학회 간행위원회

Q 01 췌장암 예방에 좋은 생활 습관이 있나요?

A 아직까지는 췌장암을 예방해 주는 뚜렷한 예방법이 없으므로 일상생활에서 췌장암의 위험요인을 피하는 것이 중요합니다. 이를 위해서는 금연이 가장 중요하며, 금주와 적절한 운동을 통한 적정 체중을 유지하는 노력 역시 필요합니다. 또한 지나치게 붉은 고기와 가공된 고기를 섭취하는 것을 제한하고, 채소와 과일이 풍부한 식단을 유지하는 것이 좋습니다.

Q 02 췌장암의 경우, 수술 후 예후는 어떤가요?

A 췌장암 수술 후의 예후는 종양의 병리학적 특성 등 여러 요소에 의해 결정되는데 주요 통계에 따르면 5년 생존율은 대략 10~25% 정도로 매우 낮고, 5년 재발율은 약 80~90% 정도로 높습니다. 췌장암의 경우, 일반적으로 예후가 좋지 않은 편이지만, 초기에 발견되고 적절한 치료를 받는다면 생존율을 크게 높일 수 있는 경우도 있습니다. 수술 후 예후는 병리학적 평가 및 추가적 치료 계획에 따라 변동될 수 있으므로, 실제 환자의 경우에 전문 의료진과의 상담을 필요로 합니다.

Q 03 담낭은 왜 제거하나요?

A 담도암의 경우 담낭 근처까지 암이 진행되는 경우가 많기 때문에 근치적 절제를 위해 담낭을 절제해야만 합니다. 췌장암의 경우에는 담낭에 직접적 침범은 없을 수 있으나 근치적 절제를 위한 담낭 주변 임파선 제거 및 담도 절제 시 담낭 운동을 제어하는 신경이 절제되어 담낭의 기능이 소실되는 경우가 흔합니다. 이러한 경우, 추후 급·만성 담낭염으로 담낭을 보존한 것이 오히려 더 불편한 상황을 초래할 수 있으므로 담낭을 제거해야만 합니다.

Q 04 내시경으로 넣은 스텐트는 수술이 끝나고 나면 다시 제거해야 하나요?

A 스텐트는 수술을 시행할 경우 종양 조직과 함께 제거되므로, 수술 후 스텐트 제거술을 내시경으로 추가할 필요는 없습니다.

Q 05 담즙 배액을 위한 ERCP 내시경 시술은 시간이 어느 정도 걸리나요?

A 환자의 상태 및 종양의 위치와 크기, 중증도에 따라 편차가 크게 발생하지만, 문헌 보고에 따른 시술 시간은 짧게는 15분에서 길게는 1시간 30분 사이입니다. 또한 소요 시간은 평균 30분 정도이지만 담즙배액술에는 십이지장 유두부 절개술, 폐색 부위로의 접근 및 확장, 조직 검사 등이 스텐트 삽입 전에 필요한 경우가 많으므로 추가적인 시간이 소요될 수 있습니다.

Q 06 수술 전 컨디션이 나쁜데, 또는 어차피 수술할 텐데 꼭 내시경을 해야 하나요?

A 담관암이나 췌장암 환자에서 수술 전에 발생하는 여러 문제는 담관의 폐색과 관계가 있는 경우가 많습니다. 이러한 경우, ERCP 등의 시술을 통해 환자의 문제를 교정하는 것이 수술 후의 좋은 예후와 회복에 도움을 줄 수 있습니다. 따라서 담즙배액술의 시행 여부에 대해서는 의료진의 판단에 근거해서 결정하되 필요성이 있다고 생각되는 경우에는 가급적 시행하는 것이 좋습니다.

Q 07 ERCP는 비수면 내시경으로 할 수 있나요?

A ERCP는 치료 내시경 시술의 일종으로 통상적인 위내시경이나 대장내시경보다 더 침습적이고 시술 중 환자가 불편감을 심하게 느낄 수 있습니다. 또한 췌장 및 담도 등의 섬세한 장기에 접근하기 때문에 환자의 작은 움직임에도 큰 위험이 발생할 수 있으므로, 진정(수면)내시경으로 시행하는 것이 적절합니다.

Q 08 췌장암인데 담관(담도)배액술을 하는 이유는 무엇인가요?

A 해부학적으로 간 내에서 시작된 담관은 반대쪽 끝(원위부)이 십이지장과 연결되기 전에 췌장의 머리 부위 속을 통과하게 되어 있습니다. 따라서 췌장의 머리 부분에 발생한 췌장암이 자라다 보면 담관이 눌리거나 암세포가 담관을 직접 침범하여 담즙이 십이지장으로 배출되는 통로가 막힐 수 있습니다. 이렇게 담관을 통한 담즙 배출이 안 되는 경우, 폐쇄성 담관염이 발생하게 되는데, 이때 눈이나 피부가 노랗게 보이고 소변색이 진해

지는 황달이나 발열, 오한 등이 나타날 수 있으며, 이를 통해 상당수의 환자가 췌장암을 진단받기도 합니다.

수술 전 담관이 막히면서 담관염이 발생하게 되면 담관 주변의 염증으로 인해 수술이 어려워지고 간 기능에 이상이 생기면서 수술 후 회복에 나쁜 영향을 미칠 수 있습니다. 따라서 췌장암 수술 전 담관이 막힐 경우, 담관 배액술을 통해 정체된 담즙을 체외 또는 장 내로 배액시켜서 담관염과 간 기능이 회복된 후에 수술을 진행하게 됩니다.

Q 09 내시경으로 담관암 조직 검사를 했는데 암이 안 나왔다고 해서 3차례 똑같은 검사를 받았습니다. 이번에도 암이 안 나왔는데 병원에서 수술을 하자고 하는데요. 병원을 옮겨야 되나요?

A 해부학적으로 내시경이 들어가는 입에서부터 담관까지 기구가 도달하기 위해서는 입－식도－위－십이지장을 거쳐야 하고, 담관 내부로는 일반 내시경이 들어갈 수 없기 때문에 내시경적 역행성 담췌관조영술(ERCP)이라는 특수 내시경을 사용해야 합니다. 따라서 조직 검사를 할 수 있는 기구도 제한적이기 때문에, 세침흡인검사(FNA)나 세포진검사(Cytology)를 통한 좁쌀보다 작은 크기의 조직을 얻어내어 병리조직검사를 할 수밖에 없습니다. 또한 담관암 종류에 따라서 종괴의 형태를 보이지 않고, 담관벽을 따라서 자라는 경우에는 그 위치를 특정하기가 어려울 수도 있습니다. 이렇게 담관암 전체 크기에 비해 극히 일부의 조직을 통한 검사가 이루어지기 때문에 위음성(실제로는 암이지만 검사상 암이 아닌 것으로 확인되는 경우)이 나올 가능성이 높습니다. 그로 인해 결과가 애매한 경우에는 재검사를 하는 경우도 있지만, 수술이 가능하고 영상 검사에서 담관암일 가능성이 높은 경우에는 추가 검사 없이 수술을 권하기도 합니다. 다만 이러한 경우에는 수술 후에 담관암이 아닌 것으로 확인되는 경우가 있을 수도 있기 때문에 담당 주치의의 소견에 따라 수술을 결정하는 것이 좋습니다.

Q 10 수술을 받고 완전히 절제가 잘 되었다고 했는데 항암 치료를 하는 경우도 있나요?

A 완치 목적의 수술 후에 재발 가능성을 낮추기 위해서 보조 항암화학치료를 시행하는 경우가 있습니다. 육안 또는 수술 전 영상 사진을 통해 확인된 병변은 완전히 제거되었지만, 눈에 보이지 않는 잔여 암세포가 혈관이나 림프관에 남아 있을 가능성이 있다고 판단되는 경우에는 수술 후 보조 항암화학치료를 실시합니다. 이때 암종에 따라 다소 차이가 있겠지만, 주로 병기가 높거나 림프절 전이가 확인되는 등 나쁜 예후가 예상되는 경우에는 보조 항암화학치료를 통해 재발률을 낮추고 생존 기간의 연장을 기대해 볼 수 있습니다. 한편 최종병리검사 상 절단면에서 암세포가 확인되거나 국소 부위에 대한 추가 치료가 필요하다고 판단되는 경우에는 방사선 치료를 추가로 시행하기도 합니다.

Q 11 췌장·담도암으로 진단받은 고령 환자도 항암 치료를 감당할 수 있나요?? 절제가 잘 되었다고 했는데 항암 치료를 하는 경우도 있나요?

A 환자가 고령이더라도 기저 질환이나 현재의 건강 상태에 따라서 항암 치료를 어려움 없이 받을 수 있습니다. 이때 생물학적 나이를 기준으로 한 일률적 결정이 아니라 담당 의사가 필요한 검사와 문진을 통해서 건강한 나이를 기준으로 한 치료 방법 선택을 추천하게 됩니다. 또한 상황에 따라서 고령 환자의 경우에 항암제 표준 용량을 줄여서 치료를 진행하는 경우도 있으며, 견디지 못하는 항암제에 대한 독성이 생긴다면 치료 간격을 늘리거나 치료 약제의 용량을 줄이거나 치료를 중단하고 보존적 치료만 하며 경과를 지켜보는 경우도 있습니다.

Q 12 췌장 절제 수술을 받았는데 이후에 설사를 계속합니다. 어떻게 해야 할까요?

A 췌장에서 만들어 내는 췌장액은 위장관 내에 들어온 음식물을 소화시키는 중요한 소화액이기 때문에 췌장을 절제한 후에 소화 기능에 영향을 미칠 수 있습니다. 특히 췌장액은 지방 소화에 있어서 중요한 역할을 담당하기 때문에 수술 후 지방이 완전히 소화되지 않고 대변으로 나오는 지방변 증상을 보일 수 있습니다. 이때 대변이 무른 형태로 나오기 때문에 보통 설사라고 표현을 하며 변기에 기름이 둥둥 뜨거나 냄새가 심한 특징을 보입니다. 이러한 경우에는 부족한 소화 기능을 보충해 주기 위해 췌장 소화 효소를 포함한 고용량의 소화제를 복용함으로써 증상의 개선을 기대해 볼 수 있습니다. 또한 광범위한 림프절 절제 후에도 설사 증상을 보일 수 있으며, 지사제 복용을 통해 그 증상을 조절 가능합니다. 그 밖에 수술 후 장기간 항생제를 사용했다면, 그로 인한 위막성 대장염의 가능성도 배제할 수 없기 때문에 주치의의 진료를 통해 설사 원인에 대한 정확한 치료를 결정하는 것이 좋습니다.

Q 13 췌장 수술 후 꼭 췌장 효소 소화제를 먹어야 하나요?

A 췌장이 절제되면 췌장에서 분비하는 췌장액도 줄어들게 됩니다. 췌장액은 탄수화물이나 단백질, 지방의 소화에 관여하는 효소가 포함되어 있는데, 이 효소가 줄어들게 되면 먹은 음식들이 몸으로 흡수되지 못하므로 설사를 하게 되며 살이 빠지게 됩니다. 따라서 췌장 절제 후에는 췌장 효소가 들어있는 소화제를 먹는 것이 좋으며 간혹 증상이 있을 경우에는 용량을 증량해서 먹기도 합니다.

Q 14 수술 후 당뇨가 걱정됩니다.

A 통상적으로 췌장수술을 하면 전체 췌장의 40~50%를 절제하게 되는데, 이 같은 경우, 원래 당뇨가 없던 사람들도 수술 초기에 일시적으로 혈당 조절이 어려워질 수 있습니다. 그러나 수술 후 시간이 지나면 어느 정도 혈당이 안정화됩니다. 따라서 수술 직후부터 지나친 당뇨 걱정으로 자의적으로 식이 조절을 하는 것은 오히려 수술 후 회복에 악영향을 미칠 수 있으므로, 수술 직후에는 기본적으로 잘 먹으려고 노력하는 것이 좋습니다. 물론 15~20%의 환자는 어느 정도 시간이 지난 후에도 혈당 조절이 되지 않아 당뇨 확진 판정을 받는 것이 사실이지만, 그때부터 관리를 시작하더라도 장기적으로 봤을 때는 큰 차이가 나지는 않습니다.

Q 15 술을 마셔도 되나요?

A 다들 아시다시피 술을 마시게 되면 간과 췌장 세포에서 당을 분해하는 혈당 분해 효소가 줄어들어 당 분해 능력이 떨어지게 됩니다. 또한 이 효소의 감소가 인슐린 감소로 이어져 혈당 조절 능력 전체에 문제가 생기면서 당뇨병 발생률을 증가시키게 됩니다. 그러므로 앞서 말씀 드린 바와 같이 수술 후 당뇨가 걱정된다면 무엇보다 금주를 하는 노력이 중요합니다.

Q 16 수술 후 운동은 어떻게 하나요?

A 퇴원 후 산책 등 가벼운 운동은 아무 때나 할 수 있으므로 가능한 빨리 시작하는 것이 좋습니다. 수술 후 1개월 시점은 수술 상처가 어느 정도 회복되는 시기이므로 빨리 걷기, 가벼운 등산 등의 운동 역시 가능합니다. 또한 수술 반년 이후에는 모든 운동이 가능하기 때문에 수술 시기

에 따른 적절한 운동을 최대한 이른 시기부터 시작해서 지속적으로 하는 것이 중요합니다.

Q 17 컨디션은 언제쯤 회복되나요?

A 영양학적 지표로만 봤을 때에는 수술 후 3개월이 되면 전체적 지표들이 수술 전과 비교했을 때 90%가량 회복됩니다. 그러나 대부분 췌장 수술을 하는 이유가 악성 종양의 치료를 위해서고, 대부분의 환자들이 수술 후 항암 치료를 하기 때문에 실질적으로 환자들이 몸의 회복을 느끼는 것은 이보다 훨씬 더 이후의 시점이긴 합니다. 또한 이 시점은 환자마다 편차가 있으며, 앞서 말한 수술 후 적절한 운동을 통해 회복 시점을 유의미하게 앞당길 수도 있습니다.

PART 10

환자 극복기

01

췌장암 극복기: 희망과 의지의 이야기 1

조○자

2019년 10월, 저는 평소와 다름없이 일상 생활을 하던 중, 갑작스러운 체중 감소와 검진상 당뇨 소견이 보여 병원을 찾았습니다. 저는 64세였고, 대수롭지 않게 생각했던 그 증상들은 제 인생을 송두리째 바꿀 췌장암이라는 진단으로 이어졌습니다. 병원에서는 이미 암이 2기 이상으로 진행되었다고 했습니다. 췌장암이라는 말을 들었을 때, 머릿속이 하얘졌고 눈앞이 깜깜해졌습니다. 하지만 가족들과 의료진의 격려와 사랑으로 저는 치료를 받기로 결심했습니다. 수술이 가능한 상태였기에 다행이었으나 수술에 대한 두려움이 적지 않았습니다. 하지만 가족들의 응원과 의료진의 따뜻한 지지 덕분에 포기하지 않았습니다.

저는 식사와 휴식을 중요하게 생각하며, 규칙적인 운동과 건강한 식단, 명상과 요가로 신체와 마음의 균형을 맞추려고 노력했습니다. 이 모든 것이 제게 큰 힘이 되었습니다. 성공적으로 수술을 마쳤지만, 수술 후 보조적으로 항암 치료가 필요한 상태였고 여전히 재발의 위험은 남아 있었습니다. 1년도 안돼서 정기 검사에서 암이 재발했다는 소식을 듣게 되었을 때, 다시 한번 절망감이 몰려왔습니다. 그러나 이번에도 저는 포기하지 않고, 항암 치료를 다시 시작했습니다. 치료 과정은 힘들었지만, 저는 긍정적인 마음가짐을 잃지 않았습니다. 암 환자 지원 그룹에 참여해 다른 환자들과 경험을 나누며 서로를 격려했습니다. 그 과정에서 많은 힘을 얻었습니다. 수술을 받은 지 5년이 지난 시점에서 모든 치료를 마치고 건강을 되찾을 수 있었습니다. 의료진은 제 회복력과 긍정적인 태도가 치료에 큰 도움이 되었다고 말했습니다.

지금 저는 암을 극복한 지 5년 되었습니다. 정기적으로 건강 검진을 받으며 재발 여부를 확인하고 있으며, 여전히 건강한 생활 습관을 유지하고 있습니다. 저는 제 경험을 암 환자들과 나누며, 그들에게 희망과 용기를 주고 있습니다. "췌장암 진단은 삶의 끝이 아니라 새로운 시작"이라는 말을 자주 합니다. 절망하지 않고 끝까지 싸우는 것이 얼마나 중요한지 몸소 깨달았습니다. 끈기와 긍정적인 마음가짐, 그리고 가족과 친구, 의료진의 지지가 얼마나 중요한지 알 수 있습니다. 췌장암은 어려운 병이지만, 희망과 의지를 가지고 싸운다면 극복할 수 있습니다. 이 글이 같은 상황에 처한 많은 분들에게 용기와 희망을 주었으면 합니다. 함께 싸우고 이겨냅시다.

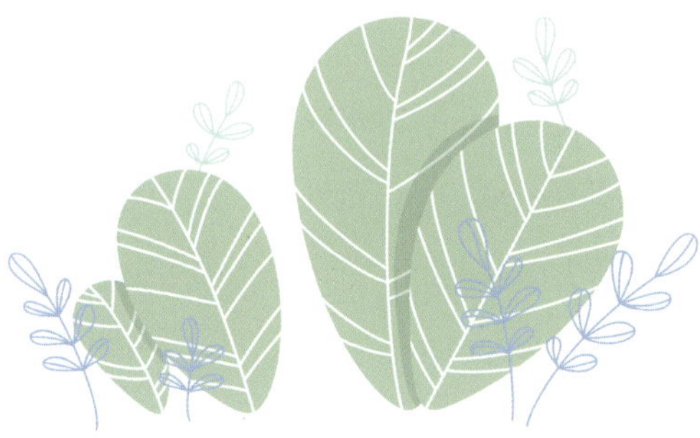

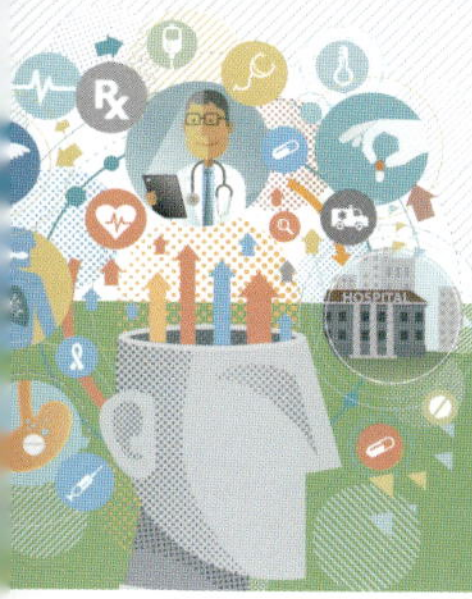

02 췌장암 극복기: 희망과 의지의 이야기 2

신○주

2018년 4월 말, 대학 휴학 당시(만22세) 태어나서 처음으로 복부초음파 검사를 받게 되었다. 그동안 살면서 특별히 복부에 통증이나 불편감을 겪은 적은 없었고 정말 우연한 기회에 검사를 받게 되었다. 검사 당시 선생님께서 유심하게 여러 번 명치 쪽 사진을 찍으시길래 걱정이 되었지만 별일 아니겠지(복부초음파 후에 다른 검사도 있었는데 취소되었다) 생각하며 귀가했다. 금요일 오전에 검사를 받았는데 차주 월요일 오후에 담당 의사로부터 직접 연락이 왔다. 빨리 알려주어야 할 것 같아서 전화했다며, 췌장 머리 쪽에 4 cm의 종양이 보인다고 했다. 그 소리를 듣는 순간 심장이 철렁 내려앉았던 것이 아직도 기억에 선명하다.

패닉이 오려고 했지만 이성의 끈을 부여잡고 복부초음파상 문제가 생겼으니 CT를 찍어봐야겠다는 생각이 들었다. 학교 통학시에 버스정류장 근처에 있었던 영상의학과의원이 머리를 스쳐 지나갔고 전화통화 결과 바로 다음날 한 자리가 비어 CT 촬영이 가능하다고 하였다. 그렇게 다음날 조영제 복부 CT 촬영을 하게 되었다. 검사결과 췌장머리에 4 cm의 종양이 있는 것이 확인되었고 수술이 필요하다고 했다.

영상의학과에서 따로 다니는 병원이 있냐고 물어보셨고 없다고 답했더니 자기가 수술 잘하는 의사를 안다면서 의뢰서를 작성해 주셨다.

첫 외래 날, 어떻게든 수술을 피하고 싶던 나는 인터넷 검색으로 알게 된 에탄올시술을 교수님께 말씀드렸다. 교수님께서는 이거 암이라고 수술

안 받으면 죽는다고, 시술은 무조건 재발한다고 하셨다. 그리고 종양 주변에 중요한 혈관들이 많고 종양 크기가 커서 개복수술을 해야 한다고 하셨다. 6월 초에 개복수술을 하는 것으로 날짜를 잡고 집에 온 나는 잔뜩 쭈구리가 되어 신세를 한탄하며(나에게 왜 이런 일이) 울었던 기억이 있다. 개복수술을 하면 배에 20 cm 이상의 흉터가 남을 것을 생각하니 또 눈물이 나고... 주변에서는 수술받을 수 있어 다행이라며 감사하라고 했지만 수술을 받아야 하는 당사자로서 그런 말은 하나도 위로가 되지 않았다. 그냥 죽어버릴까 생각도 했고 부정적인 생각들만 들었다.

개복수술로 수술날짜를 잡았지만 그래도 로봇수술 할 수 있게 해달라고 기도했었다. 그렇게 하루하루 불안한 날들을 보내며 수술을 기다리고 있었는데, 병원에서 전화가 왔다. 교수님께서 로봇수술을 시도해보자고 하셨다는 것이다. 물론 확실한 것은 수술방 내려가서 결정한다고 하셨지만. 그렇게 7월 중순에 로봇수술을 하는 것으로 일정이 변경되었고 마치 도살장에 끌려가는 날짜만 기다리는 가축처럼 하루하루 피가 마르는 듯한 나날들을 보냈다. 힘든 시기였고 불안감이 커져 신경정신과 약물의 도움을 빌리기도 했다(물론 그런 불안은 수술 끝나니 싹 사라졌다).

2018년 7월 11일, PPPD 수술(췌두부 십이지장 절제술)을 하루 앞두고 병원에 입원했다. 6년이나 지났지만 지금 후기를 쓰며 그날의 기분을 떠올리니 가슴이 답답해진다. 입원한 날 저녁, 수술동의서를 작성하고 수술 전 마지막 식사를 하고(맛있었다) 제모와 관장을 한 후 잠을 청했다. 뜬눈으로 지새울 줄 알았는데 다행히 잠은 잘 수 있었다.

수술 다음 날부터 바로 걷기 운동을 시작해야 한다. 새벽 5시 반이 되면 간호사 선생님이 엑스레이 찍고 오라고 깨워 주시는데 그것이 병동에서의 하루일과의 시작이다.

수술 3일 후, 처음으로 식사가 나왔다. 미음과 사과맛 음료수 등 종류는 적었지만 맛있게 먹었다. 수술 5일 후에는 혈당부하검사를 하게 되었는데, 오렌지 맛이 나는 엄청나게 달고 맛없는 글루오렌지라는 용액을 마시고 1, 2시간 후에 혈당을 체크하는 검사였다. 그런데 100 mL 정도 마셨을까, 갑자기 구역질이 느껴지며 절반도 마시지 못하고 구토를 하고 말았다. 구토를 한 이후로 자꾸 울렁울렁거리고 토하는 증상이 생겨 48시간 금식을 했다. "위 배출 지연(Delayed Gastric Emptying)"이라는 증상으로, 수술 후에 겪을 수 있다고 했다. 48시간 금식 후에 위장조영술 검사를 받았고, 이상소견 없음으로 다시 식사를 시작할 수 있었다. 48시간 금식하는 기간이 얼마나 길게 느껴지는 지, 더운 여름날이라 시원한 물을 정말 마시고 싶었는데(물론 수액이 들어가니 탈수될 일은 없었겠지만) 마실 수가 없어서 시원한 물 먹방을 보며 대리만족을 얻곤 했었다. 또한 울렁거림이 심해서 편히 잠들기가 어려웠다. 보통 콧줄을 끼고 구토증상이 호전되길 기다린다고 했는데 콧줄하기가 너무 싫어서 병동 밖으로 나와서 못하겠다고 시위를 하기도 했다. 병동에서 같은 수술을 받으신 다른 환자분들 중에는 수술 후 1달 가까이 지났음에도 이러한 위 배출 지연 증상이 호전되지 않아 계속해서 금식하시는 분들이 계셨는데, 너무 안타까웠다.

위 배출 지연 증상으로부터 벗어난 후로 며칠이 더 지나 입원 2주만에 퇴원을 할 수 있었다. 2주 동안 근육 감소가 꽤 있었던지, 병동이 아닌 밖에서 걷는 것(할머니처럼 5분 걷고 쉬어야 했다)과 허리 숙여 머리를 감는 것도 힘이 들었다(다리가 후들후들). 그렇게 퇴원해서 잘 지내는 듯했으나 일주일 만에 다시 병원 신세를 지게 되었다.

2018년 여름은 무척 더웠다. 소화기 수술을 받았기 때문에 식사 후에 장운동을 위해 걷기 운동을 잘 했어야 하는데, 37도가 넘는 찌는 듯한 날씨에 도저히 걸을 수가 없었다. 그래서 식사 후에 뒹굴뒹굴 누워 있었는데 명치 쪽에서부터 싸한 통증이 시작되었고 구토를 하고 말았다. 심상치 않은 예감이 들어 그 때부터 아무것도 먹지 않았고(물 포함) 통증이 점점 심해져서 실신할 것 같은 느낌을 받았다. 수술 후에도 그렇게 통증이 심하지 않았는데, 태어나서 처음 느껴보는 참을 수 없는 통증이었다. 결국 119를 타고 다시 수술 받았던 응급실로 가고 말았다.

혈액검사와 응급 CT 결과 장 유착으로 인한 급성췌장염이 확인되었다. 마약성 진통제를 맞아도 통증이 심했다. 아파서 잠을 잘 수가 없다는 것을 처음으로 경험했다. 시간이 지날수록 황달 수치와 간 수치가 상승하는 패턴이라서 다음 날 아침에 바로 응급수술로 장 유착을 떼는 수술을 받았다. 수술 후 통증은 신기하게 싹 사라졌으며 하루하루 잘 회복되어 일주일 후에 무사히 퇴원했다.

소화기 수술을 받았기 때문에 앞으로의 식사에 대해서 걱정을 많이 했었다. 좋아하는 떡볶이, 치킨, 피자, 탕수육, 달달구리들을 못 먹을 생각에 한동안 우울했다. 수술 후 첫 외래 날, 교수님께서 먹고 싶은 거 전부 먹어도 되고 다만 술만 먹지 말라고 하셨다. 수술 후 6년이 지난 현재 못 먹는 음식은 없으며, 기름진 음식의 경우 저절로 땡기지가 않아서 잘 먹지 않고, 담백하고 건강한 음식, 한식 위주의 식사를 선호하고 있다. 술은 가끔 먹고 싶을 때도 있었지만 급성췌장염 왔을 때의 통증을 생각하면서 7년 가까이 금주를 유지 중이다.

수술 후 한학기 후에 복학을 하게 되었다. 건강식으로 잘 챙겨먹어야 했는데 학교 주변의 식당의 경우 자극적이고 기름진 음식들이 많아 초반에는 속이 불편해서 1끼를 3끼로 나눠서 먹었다. 수술 후 1~2년 정도는 조금 자극적인 음식들을 먹으면 설사를 하는 경우가 잦아서 외래 때 설사를 한다고 했더니 교수님께서 하루에 3번 이상? 물으셨고 “그럴 때도 있어요.” 대답했더니 “나도 그래.” 답해 주셨다. (^^)

수술 후 6 kg 정도 체중이 줄었고 1년마다 1 kg씩 늘어서 현재는 수술 전 체중보다 −1 kg인 상태를 유지하고 있다. 그리고 수술 후 췌장암 연구에 뜻이 생겨 대학원에 진학하였고 현재 석박통합 5학기차이며, 10시 출근~11시 퇴근의 일상생활을 하고 있다.

PPPD가 꽤 큰 수술이기 때문에 수술 후에 잘 살아갈 수 있을까 걱정을 많이 했던 것이 사실이다. 이런 걱정을 외래 때 교수님께 말씀드린 적이 있다. 교수님께서 다른 사람들도 수술받고 잘 살고 있다며, 스스로를 환자 만들지 말라고 하셨다. 암연구를 하는 학생으로서 수술의 경험을 가지고 있다는 것은 굉장히 큰 자산인 것 같다. 사람을 살리고자 대학원에 왔기에 그 때의 경험을 통해 지금 이 시간에도 고통 중에 계실 환우분들과 가족분들을 생각하며 마음을 다잡고 있고 지칠 때 다시 일어날 수 있는 힘이 되어준다.

수술을 통해 걷고 마시는 것, 숨 쉬는 것, 자는 것 모두 정말 감사한 일이며 살아가면서 겪을 수 있는 여러 가지 어려움들이 건강을 잃는 것 앞에서는 아무것도 아님을 깨달았다. 또한 20대의 나이에 건강의 소중함에 대해 깊이 자각하고 식습관 조절, 주기적인 검진 등 또래보다 건강관리를 하고 있기 때문에 앞으로 더욱 건강하게 살아갈 수 있을 것으로 기대한다.

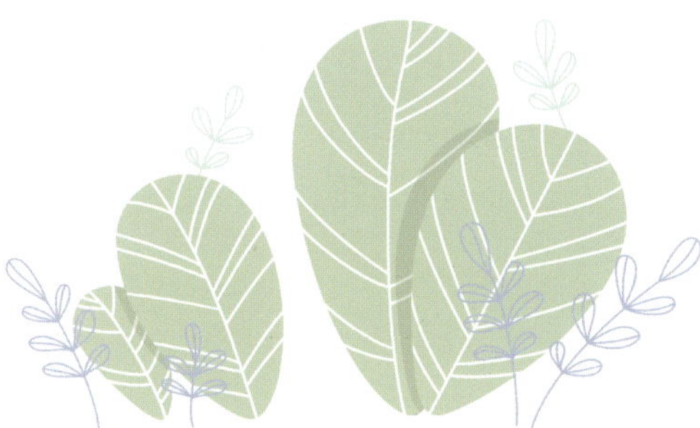

참고문헌

Part 4의 chapter 2. 배액술(경피경간) 초음파를 이용한 배액술

1. Hong JY, E FS, Hiramoto K, Nishikawa M, Inoue M. Mechanism of Liver Injury during Obstructive Jaundice: Role of Nitric Oxide, Splenic Cytokines, and Intestinal Flora. J Clin Biochem Nutr. 2007;40(3):184–93.
2. van der Gaag NA, Kloek JJ, de Castro SM, Busch OR, van Gulik TM, Gouma DJ. Preoperative biliary drainage in patients with obstructive jaundice: history and current status. J Gastrointest Surg. 2009;13(4):814–20.
3. van der Gaag NA, Rauws EA, van Eijck CH, Bruno MJ, van der Harst E, Kubben FJ, et al. Preoperative biliary drainage for cancer of the head of the pancreas. N Engl J Med. 2010;362(2):129–37.
4. Gouma DJ. Multicentre European study of preoperative biliary drainage for hilar cholangiocarcinoma (Br J Surg 2013; 100: 274–283). Br J Surg. 2013;100(2):283–4.
5. Mehrabi A, Khajeh E, Ghamarnejad O, Nikdad M, Chang DH, Buchler MW, Hoffmann K. Meta-analysis of the efficacy of preoperative biliary drainage in patients undergoing liver resection for perihilar cholangiocarcinoma. Eur J Radiol. 2020;125:108897.
6. Kim KM, Park JW, Lee JK, Lee KH, Lee KT, Shim SG. A Comparison of Preoperative Biliary Drainage Methods for Perihilar Cholangiocarcinoma: Endoscopic versus Percutaneous Transhepatic Biliary Drainage. Gut Liver. 2015;9(6):791–9.
7. Hwang S, Song GW, Ha TY, Lee YJ, Kim KH, Ahn CS, et al. Reappraisal of percutaneous transhepatic biliary drainage tract recurrence after resection of perihilar bile duct cancer. World J Surg. 2012;36(2):379–85.
8. Takahashi Y, Nagino M, Nishio H, Ebata T, Igami T, Nimura Y. Percutaneous transhepatic biliary drainage catheter tract recurrence in cholangiocarcinoma. Br J Surg. 2010;97(12):1860–6.
9. Coelen RJS, Roos E, Wiggers JK, Besselink MG, Buis CI, Busch ORC,

et al. Endoscopic versus percutaneous biliary drainage in patients with resectable perihilar cholangiocarcinoma: a multicentre, randomised controlled trial. Lancet Gastroenterol Hepatol. 2018;3(10):681–90.

10. Miura F, Sano K, Wada K, Shibuya M, Ikeda Y, Takahashi K, et al. Prognostic impact of type of preoperative biliary drainage in patients with distal cholangiocarcinoma. Am J Surg. 2017;214(2):256–61.
11. Strom TJ, Klapman JB, Springett GM, Meredith KL, Hoffe SE, Choi J, et al. Comparative long-term outcomes of upfront resected pancreatic cancer after preoperative biliary drainage. Surg Endosc. 2015;29(11):3273–81.
12. Uemura K, Murakami Y, Satoi S, Sho M, Motoi F, Kawai M, et al. Impact of Preoperative Biliary Drainage on Long-Term Survival in Resected Pancreatic Ductal Adenocarcinoma: A Multicenter Observational Study. Ann Surg Oncol. 2015;22 Suppl 3:S1238–46.
13. Dumonceau JM, Tringali A, Papanikolaou IS, Blero D, Mangiavillano B, Schmidt A, et al. Endoscopic biliary stenting: indications, choice of stents, and results: European Society of Gastrointestinal Endoscopy (ESGE) Clinical Guideline – Updated October 2017. Endoscopy. 2018;50(9):910–30.
14. Committee ASoP, Eloubeidi MA, Decker GA, Chandrasekhara V, Chathadi KV, Early DS, et al. The role of endoscopy in the evaluation and management of patients with solid pancreatic neoplasia. Gastrointest Endosc. 2016;83(1):17–28.
15. Ducreux M, Cuhna AS, Caramella C, Hollebecque A, Burtin P, Goere D, et al. Cancer of the pancreas: ESMO Clinical Practice Guidelines for diagnosis, treatment and follow-up. Ann Oncol. 2015;26 Suppl 5:v56–68.
16. Chen GF, Yu WD, Wang JR, Qi FZ, Qiu YD. The methods of preoperative biliary drainage for resectable hilar cholangiocarcinoma patients: A protocol for systematic review and meta analysis. Medicine (Baltimore). 2020;99(21):e20237.

Part 4의 chapter 3. 수술 전 영양 관리

1. 김선회, 서경석, 이광웅, 장진영 간담췌외과학 제4판. 의학문화사
2. 권정혜, 김도연, 남은미, 등. 암환자의 영양관리지침. 대한종양내과학회
3. Jarnagin WR, Allen PJ, Chapman WC, et al. BLUMGART'S Surgery of the Liver, Biliary Tract, and Pancreas. 6th edition. Elsevier.
4. Weimann A, Braga M, Carli F, et al. ESPEN practical guideline: Clinical nutrition in surgery. Clin Nutr. 2021;40:4745–61.
5. Arends J, Bachmann P, Baracos V, et al. ESPEN guidelines on nutrition in cancer patients. Clin Nutr. 2017;36:11–48.
6. Arends J, Baracos V, Bertz H, et al. ESPEN expert group recommendations for action against cancer-related malnutrition. Clin Nutr. 2017;36:1187–96.
7. National Collaborating Centre for Acute C. National Institute for Health and Clinical Excellence: Guidance. Nutrition Support for Adults: Oral Nutrition Support, Enteral Tube Feeding and Parenteral Nutrition. London: National Collaborating Centre for Acute Care (UK); 2006.
8. Melloul E, Lassen K, Roulin D, et al. Guidelines for Perioperative Care for Pancreatoduodenectomy: Enhanced Recovery After Surgery (ERAS) Recommendations 2019. World J Surg. 2020;44:2056–84.

Part 8의 chapter 5. 당뇨병의 발생 및 치료

1. Tomic D, Shaw JE, Magliano DJ. The burden and risks of emerging complications of diabetes mellitus. Nat Rev Endocrinol. 2022;18(9):525–539.
2. American Diabetes Association Professional Practice Committee. 2. Diagnosis and Classification of Diabetes: Standards of Care in Diabetes—2024. Diabetes Care. 2024;47(Suppl 1):S20–S42.
3. Sah RP, Nagpal SJS, Mukhopadhyay D, et al. New insights into pancreatic cancer-induced paraneoplastic diabetes. Nat Rev Gastroenterol Hepatol. 2013;10(7):423–33.
4. 대한당뇨병학회. 2023 당뇨병 진료지침 제8판. 2023.

5. Klein AP. Pancreatic cancer epidemiology: understanding the role of lifestyle and inherited risk factors. Nat Rev Gastroenterol Hepatol. 2017;18(7):493-502.
6. Bae JH, Han KD, Ko SH, et al. Diabetes Fact Sheet in Korea 2021. Diabetes Metab J. 2022;46(3):417-426.
7. Andersen DK, Korc M, Petersen GM, et al. Diabetes, Pancreatogenic Diabetes, and Pancreatic Cancer. Diabetes. 2017;66(5):1103-1110.
8. Gallagher EJ, LeRoith D. Hyperinsulinaemia in cancer. Nat Rev Cancer. 2020;20(11):629-644.
9. Petrick JL, Thistle JE, Zeleniuch-Jacquotte A, et al. Body Mass Index, Diabetes and Intrahepatic Cholangiocarcinoma Risk: The Liver Cancer Pooling Project and Meta-analysis. Am J Gastroenterol. 2018;113(10):1494-1505.
10. Banales JM, Marin JJG, Lamarca A, et al. Cholangiocarcinoma 2020: the next horizon in mechanisms and management. Nat Rev Gastroenterol Hepatol. 2020;17:557-588.
11. Park JH, Hong JY, Park YS, et al. Metabolism. 2021;123:154848.
12. Brindley PJ, Bachini M, Ilyas SI, et al. Cholangiocarcinoma. Nat Rev Dis Primers. 2021;7(1):65.

Part 8의 chapter 6. 재활 및 운동 요법

1. O'Connor, D., Brown, M., Eatock, M., Turkington, R. C., & Prue, G. (2021). Exercise efficacy and prescription during treatment for pancreatic ductal adenocarcinoma: a systematic review. BMC cancer, 21, 1-17.
2. Luo, H., Galvão, D. A., Newton, R. U., Lopez, P., Tang, C., Fairman, C. M., ... & Taaffe, D. R. (2021). Exercise medicine in the management of pancreatic cancer: a systematic review. Pancreas, 50(3), 280-292.
3. Kasvis, P., & Kilgour, R. D. (2021). Diet and exercise interventions in patients with pancreatic cancer: a scoping review. Pancreas, 50(5), 657-666.

간행 후기

이 책자는 췌장암 및 담낭암/담도암으로 치료받는 환자와 가족들에게 전반적인 과정을 설명한 안내서로 질환의 특징에서부터 진단 및 치료 과정을 이해하는 데 조금이나마 도움이 되고자 만들게 되었습니다.

책자 제작하는데 있어서 많이 애쓰신 한국췌장외과학회 간행위원회 위원분들께 감사드리고 책의 내용을 보다 이해할 수 있게 그림 및 만화를 그려주신 장 나리 작가님께 진심으로 감사드립니다.

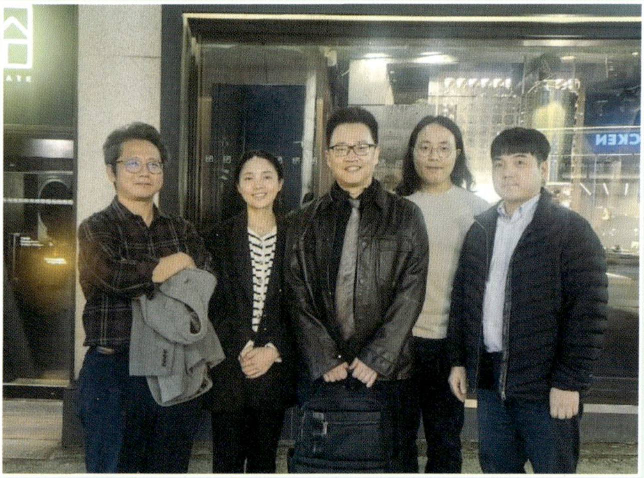

한국췌장외과학회 간행위원회

간행이사: 유영동 교수

위원: 최유진 교수(간사), 김성현 교수, 이정우 교수, 변윤형 교수

췌장암 및 담낭암/담도암 쉽게 이해하기 : 환자와 가족을 위한 안내서

2024년 11월 30일 인쇄
2024년 12월 5일 발행

대표 편집인 : 장진영, 유영동
편 집 위 원 : 최유진, 변윤형, 김성현, 이정우
주 관 : 한국췌장외과학회
후 원 : 대한종양내과학회

발 행 자 : 남학순
발 행 처 : 도서출판 고 려 의 학
(02880) 서울 성북구 성북로9길 1 보문빌딩 3층
전화 : (02) 765-0333, 0337 / 팩스 : (02) 743-2288
이 메 일 : kmedbook@daum.net
홈페이지 : www.komb.co.kr
신고번호 : 제 2022-000006호

ISBN 979-11-92422-67-1

정가 : 25,000원